广东省中医院优秀中医临床人才项目

杨志敏教授

膏方调治失眠临证辑要

杨志敏 徐碧云 主编

SPM 南方传媒
广东科技出版社
全国优秀出版社
·广州·

图书在版编目（CIP）数据

杨志敏教授膏方调治失眠临证辑要 / 杨志敏，徐碧云主编. —广州：广东科技出版社，2024.7

ISBN 978-7-5359-8252-0

Ⅰ. ①杨… Ⅱ. ①杨…②徐… Ⅲ. ①失眠—膏剂—方书 Ⅳ. ①R289.6

中国国家版本馆CIP数据核字（2023）第245834号

杨志敏教授膏方调治失眠临证辑要

Yang Zhimin Jiaoshou Gaofang Tiaozhi Shimian Linzheng Jiyao

出 版 人：严奉强
责任编辑：曾永琳 王 珈 潘羽生
装帧设计：友间文化
责任校对：李云柯 廖婷婷
责任印制：彭海波
出版发行：广东科技出版社
（广州市环市东路水荫路11号 邮政编码：510075）
销售热线：020-37607413
https://www.gdstp.com.cn
E-mail：gdkjbw@nfcb.com.cn
经 销：广东新华发行集团股份有限公司
排 版：友间文化
印 刷：广州一龙印刷有限公司
（广州市增城区荔新九路43号1幢自编101房 邮政编码：511340）
规 格：890 mm × 1240 mm 1 / 32 印张6.5 字数220千
版 次：2024年7月第1版
2024年7月第1次印刷
定 价：68.00元

编委会

主编 杨志敏 徐碧云

副主编 麦润汝 张晓轩

编委 蔡庆豪 管桦桦 杨一帆 原嘉民 黄嘉瑜 徐福平 谭菲 黄鹂 孙晨

序

睡眠医学作为一门新兴的交叉学科，正受到越来越多的重视。睡眠健康已纳入国务院发布的《健康中国行动（2019—2030年）》计划。作为传统文化的一部分，中医药在睡眠医学中具有独特的优势。相关书籍的编写对于学科人才的培养及从医者学习中医睡眠医学具有重要意义。

杨志敏教授长期从事中医临床工作，尤其在中医睡眠医学的理论研究及临床实践方面颇有建树，在中医睡眠医学界享有较高声誉。她针对当前人们失眠复发率高、日间功能下降和耐药成瘾等瓶颈问题，提出以“和态六法”调和营卫、扶阳抑阴，恢复“昼精夜瞑”稳态的学术观点。依此观点运用中医药方法施以治疗，结合膏方加以调理。

中医膏方在我国的大部分地区得到了广泛应用。对于慢性失眠，膏方具有协调补泻、寒温适宜、升清降浊、动静结合的特点，能更好地处理睡眠障碍性疾病伴随的各种复杂情况。对于病机错杂、病程缠绵的慢性虚损性疾病，寓防于治，防治结合，优势更为凸显。2001年，杨志敏教授师承国医大师颜德馨教授，开岭南膏方风气之先，因地制宜、因人制宜地对岭南膏方提出制方策略及优化技术。通过多年的摸索，结合岭南人群的特点，杨志敏教授以《黄帝内经》之理论，提出和态健康观、形神观、气血观等“十观”，温其气、固其精等“六法”，作为膏方定制时的基本思路与方法。在调节睡眠、改善亚健康、延缓衰老等领域体现出优势。

本书真实反映了杨志敏教授多年来运用膏方治疗失眠的学术思想与临证经验，为杨志敏教授及其学生弟子收集、整理并予以总结，可作为初学膏方涉猎之门径，亦可作为辨证论治之参考，实为研习精进之阶梯。

杨志敏教授对中医学术及临床有颇多独特的认识及经验，学识丰厚，又在科研及临床工作之余，醉心于学术著作的撰写，热心于大众医学科普工作，曾在中央电视台及诸多媒体上广泛宣传中医治病的理念，使中医深奥的科学知识变得浅显易懂，深受大众的欢迎。余有幸提前阅读本书，对了解杨志敏教授诊治失眠经验及运用膏方治疗失眠的思路深有体会。

花城鲜花锦绣，传送岭南膏方。作为中医睡眠医学的研究者，愿借此学习岭南膏方，并加以推广，特为之作序！同时将此书推荐给中医同行，寄希望中医同仁能在睡眠医学领域更好地运用膏方，以中医药护佑睡眠健康，幸福万家。

中国中医科学院广安门医院南区睡眠中心主任

中国睡眠研究会监事

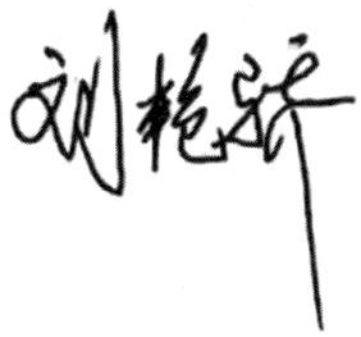

2024年4月

前言

人的睡眠约占人生中三分之一的时间，在人的身体健康、精神健康中发挥着重要作用，甚至是人体高血压、卒中、糖尿病、抑郁症、焦虑症等多种疾病的独立危险因素，因此，睡眠健康越来越受到重视与关注。《健康中国行动（2019—2030年）》的目标之一是降低失眠患病率。

失眠障碍属于中医“不寐”范畴，是中医的优势病种。吾在临床实践中发现，使用冬令膏方调治后，患者的顽固性失眠得到改善，这又符合现代快节奏的工作、生活“高性价比”的养生方式。吾使用膏方治疗失眠，源于2001年拜师国医大师颜德馨教授。吾发现中药煎煮程序复杂，难以长期坚持巩固；而膏方携带方便，药效持久稳固，对于慢性失眠的调治具有巨大优势。吾根据岭南地区特点，研发出15种协定方膏方。为了让更多的临床工作者学习此门技艺，让更多的患者受益，吾以失眠障碍为病种范例，向对膏方感兴趣的同道提供膏方临床运用及遣方用药的思路。

本书共分为九章，第一章简要介绍了膏方的历史沿革、理论基础及服用方法。第二章则重点阐述了吾使用膏方治疗失眠的经验，包括理论认识、辨识方法、病机辨识、遣方用药、药对使用、随访方式等一整套思路，以便读者更深刻地理解膏方，对膏方的认识从思想上得到质的飞跃。第三章介绍了“和态六法”的具体内涵及临床应用。第四章至第八章具体介绍了根据肝、肾、心、脾、肺五脏使用膏方的医案，均是真实案例。每个医案的选择均是临床上常见的证型，均按照医案思路和从医案衍生出的思路及用药开展论述，目的是拓展读者的思维，以便从更广的视角了解方药。第九章介绍了使用膏方治疗失眠的研究思路及研究结果。

本书重点介绍了睡眠障碍中最常见的失眠障碍。需要注意的是，本书中使用或推荐的药物及其剂量仅供参考，膏方处方的药量，约为平素处方用量的10倍，临床医生应根据患者的具体情况及药典进行确定，并注意配伍禁忌。

本书的读者主要是临床一线的医务工作者，此外也可供在读医学生阅读。

本书的编者均为具有中西医背景、从事睡眠医学方向的临床、科研和教学工作人员。本着认真负责、实事求是的态度，编者重新梳理并总结了吾的研究成果和临床经验，同时尽可能如实反映吾的临床精髓，为完成本书的撰写倾尽全力，做出了重要贡献。非常感谢编者的辛勤工作。同时衷心感谢中国中医科学院广安门医院的刘艳娇教授在百忙之中为本书撰写序言。

医学知识日新月异。在多年的学习与工作中，吾幸好遇到恩师——国医大师颜德馨，同时博采不同门派的专家学者之长，不断扩展更新知识库，不断升华临床经验。本书不足之处在所难免，恳请阅读本书的读者提出宝贵的意见和建议，以便再版时更正。

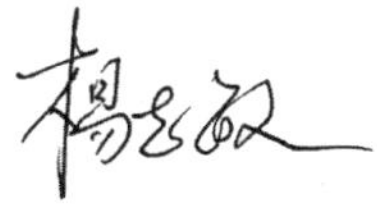

2024年4月 于广州

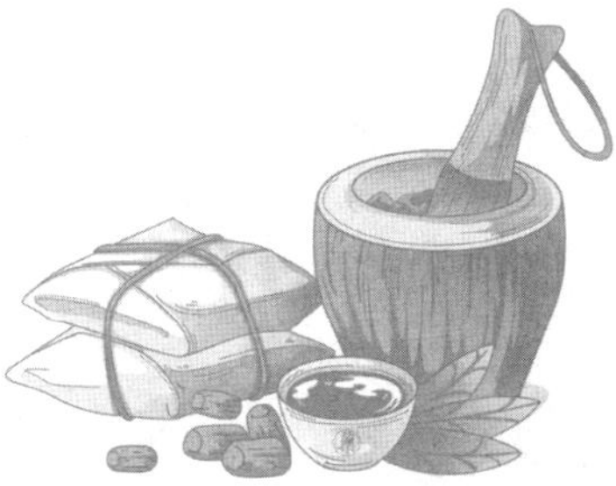

目录

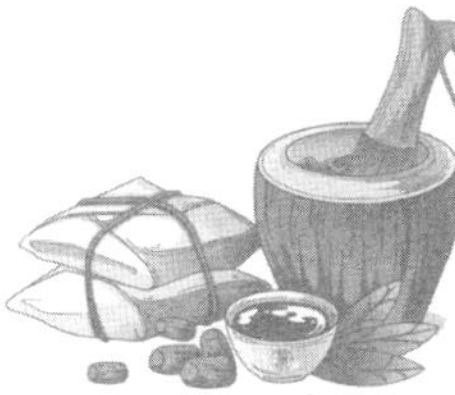

第一章 膏方概论

第一节 膏方的历史沿革

膏方亦称膏剂，属于中医丸、散、膏、丹、汤、酒、露、锭八种常用剂型之一，在中医药文化中占据重要地位。膏方有外用及内服两种，外用膏方是中医外治法的常用剂型，主要治疗跌打损伤、肿痛疮疡及各类皮肤病症等外科疾患；内服膏方多指煎膏，广泛应用于内、外、妇、儿科。膏方用药方便，疗效确切，深受广大患者的欢迎。

膏方起源于两千多年前，随着历代医家临床经验的积累和中医理论的发展，其用药味数、制作工艺、疗效、社会价值等方面都有较大的变化。

一、探源追古话膏方

膏，从肉，肥也，滑泽也，润也。

从膏方的历史发展来看，膏有三重含义。

其一，如字本义，“戴角者脂，无角者膏”（《韵会》），指动物的脂肪。膏方的起源与动物相关，其在先秦时期已有使用记载，最早以外用膏方的形式出现——人们简单地使用动物脂肪外敷。春秋时期的《五十二病方》记载的30多个外用膏方，是我国推拿史上最原始的膏摩方。从先秦到西汉，膏方多用于治疗外伤或皮肤病，用药和制作方法简单。

其二，“凝者曰脂，泽者曰膏”（《韵会》），指光滑浓稠的膏状物，是中医八大剂型之一——“膏”的统称。用药物细粉与适宜基质制成的外用软膏，用植物油煎制的药物，去渣后再加工冷却的外用硬膏，由含糖（胶）量较高的本草熬制而成的半凝固状内服浓缩药剂等，均属此列。

内服膏方的文献记载始于东汉初期。在甘肃武威出土、成书于东汉早期的《武威汉代医简》中记载了最早的内服膏方——治百病膏药方、治妇人膏药方、千金膏药方，其制膏基质虽仍为动物脂肪，却已体现出组方配伍原则，其用药以祛邪为主，非后世所流行的补养扶正治法。

从萌芽时期到形成时期的内服膏方，具有膏的形态，却并不都以“膏”命名；具有“膏”的命名，却不一定都是膏的形态。东汉时期张仲景的《金匮要略》中首次出现了以“煎”命名的内服膏剂。唐、宋时期，膏方仍然分为外敷的“膏”与内服的“煎”，某些“膏”亦可内服。《千金翼方》卷第十三所载黄精膏方为药物煎煮后浓缩的半流体膏状，而茯苓膏方却是丸状。宋、金、元时期是膏方的形成时期，“膏”与“煎”这两种制作和外观相似的药品逐渐统称为膏。《圣济总录》卷第三叙例之汤散：“膏者，谓摩敷之药，煎者，取其和熟为服食之剂，今以火炼及色赤者为丹，非炼者为丸，以服食者为煎，涂敷者为膏，审此数者，他可推类而知也。”在内服方药中，膏、煎、丸、锭、散的剂型区分尚未十分明确，“膏”有时候是药物制作环节中出现的状态，有固体和半流体，有时是服用前的状态，有时是水丸。

其三，“芃芃黍苗，阴雨膏之”（《诗经·曹风》），取其滋润之义。内服膏方分成药、膏（滋）方两种。成药有两类，一类如传统的益母膏、二冬膏、桑椹膏、雪梨膏等，此类膏方的组成相对单纯或固定，药味不多，制成成药，便于选用。另一类是医生通过四诊辨证开方，有针对性地给予处方，将药浓煎后去渣取汁、浓缩，再根据不同病情的需要，加入适量的冰糖、饴糖或蜂蜜，配以阿胶、鹿角胶、龟版胶等收膏。因其起到滋补作用，故有“膏滋”之谓。这种膏（滋）方俗称膏滋药，用以营养五脏六腑之枯燥虚弱，防治疾病。

随着膏滋药在疾病预防、治疗、康复调理中的地位日渐突显，其脉案也愈发华美。一张膏方脉案，文辞、医理、书艺、印章、装帧都给人以美的感受。

二、民国膏方露峥嵘

民国时期，个性化膏滋药从传统剂型中正式独立出来，自成体系。1929年，沪上名医秦伯未出版了首部系统论述膏滋方的著作——《膏方大全》。上篇为通论，简述膏方的意义、性质、用量、制作、效力、服法经验及服用禁忌等内容；下篇择要选辑内科、妇科常见病症的治疗膏方16首，奠定了内服膏方（膏滋方）的理论基础和临床应用规范。其后又出版《谦斋膏方案》，载有临床各科医案69则。此外，程门雪、章次公等丁氏门人及张伯臾、陈存仁等沪上大家对膏滋药的历史源流和医疗价值各有阐发，丰富了膏方的理论和内涵。

膏方专著的出现，以及对膏方临床经验的论述，促使老字号药堂熬药制药的行业自觉为膏滋药开辟了一条独立、规范发展的道路。

三、近现代辈有才人出

从民国到现代，江南在历史背景、地理、经济、医学人才、民俗文化等方面都非常适合膏（滋）方的发展，因此，膏方在江南尤其是在上海流行起来。早在清末民初，出自孟河医派的众多医家如秦伯未、程门雪、章次公、丁甘仁、贺季衡等，已经非常善用膏方治疗各种疾病，为膏方的现代发展奠定了坚实的基础。丁甘仁在清末创办了上海中医专门学校，培养了大批膏方人才。20世纪30年代，秦伯未首次系统整理膏滋方，出版著作《膏方大全》，为膏方的开拓奠定基础。陈存仁则对普罗大众进行膏方的科普宣传。

上海颜德馨教授师承孟河学派马培之弟子贺季衡，曾跟随多个名医学习膏方，与其子女颜乾麟、颜新、颜乾珍等提出膏方的组成原则为动静结合、通补相兼、重视脾胃、以喜为补，丰富了中医膏方理论。这些大家对膏方的传承及发展都起到了引领作用。杨志敏教授师承颜德馨教授，自20世纪初将繁荣在江浙一带的膏方带到岭南，时至今日，膏方已广为岭南医患知晓，许多有养生抗衰老、改善亚健康状态、调理慢性病需

（三）膏方的适应证与人群

1．慢性虚弱性疾病

慢性病病程长，常有“虚实夹杂、气虚血瘀、阴亏阳弱”的临床表现，选择膏滋药冬季进补可以边施补边治病，这样对疾病的治疗和康复均有作用，且意义更大。膏滋药常用于慢性支气管炎、肺气肿、支气管哮喘、高血压、冠心病、高脂血症、糖尿病、慢性胃炎、慢性肝炎、慢性肾炎、慢性泌尿系统感染、贫血、类风湿性关节炎、夜尿症、腰腿痛症、男子性功能障碍及精液病、女子月经不调及不孕症等。

2．病后、术后、产后的调理

此类病者，体质虚弱，全身机能减退，胃肠消化能力降低，需服调补药。选用膏滋药不仅营养丰富，而且容易吸收，又能补充能量，能使机体尽快康复。

3．亚健康者的调理

现代人们的社会工作、生活压力和劳动强度很大，同时又有诸多的不良生活习惯，这些均可造成人体各项正常生理机能的改变，使机体处于亚健康状态。其典型症状是疲劳，与疲劳相伴的则是心理和生理的双重不适，通常可涉及两个以上症状，非短期治疗、一针一药所能奏效，此时应选择服用膏方。

4．养生抗衰延年

中老年人的各项生理机能都趋向衰退，开始出现衰老，精气、肝肾、津血日益衰弱。抗衰非一朝一夕之事，采用膏方能够维持人体阴阳平衡，增强脏腑气血功能，起到增强体质、延缓衰老的作用。

5. 儿童的调补

小儿根据生长需要，体质偏虚弱者可适当选用膏方进补，尤其是有反复呼吸道感染及厌食、贫血等症的体虚患儿较为适宜。从脾胃入手合理调养，能增强体质，增进食欲，助长发育。

二、膏方的处方与制备

（一）膏方处方的注意要点

膏方与其他剂型的最大区别就是服用时间长，且每次用量少。一料膏方，只合一人，药量总量大，但每次用量少，服用短则一月，长则三月，医生更要深谋远虑。一料膏方药味众多，应使其各味药物各司其职，有序分工，膏方处方，如排兵布阵，需虑其周全。

1. 体病相宜

病有标本，谨慎辨证，明确核心病机，方知如何调兵遣将，无往不利。秦伯未提及“就余经验所得，处外感方易，处内感方难，而处补虚方尤难。若膏方则大剂补益，服饵必一二月，设非深思细虑，必使偾事，尤为难之又难，慎之慎之。”

2. 先立其法，运筹帷幄

开具膏方处方前，当先立法，理解和熟练运用温补、清补、涩补、平补等法则。膏方之性质者，推求滋补之重心所在，以尽其用也，大抵可分为四类。

表1-1　膏方的药物选材

药物性质	药物名称
含糖	党参、黄芪、地黄、黄精、玉竹、百合、麦冬、天冬、北沙参、瓜蒌、山茱萸、当归、女贞子、五味子、枸杞子、肉苁蓉、补骨脂、龙眼肉、石斛等
含淀粉	茯苓、山药、薏苡仁、芡实、天花粉、谷芽、麦芽、浮小麦、土茯苓、法半夏等
气味香甜	地黄、党参、百合、天冬、麦冬、玉竹、当归、炙甘草、山楂、大枣、瓜蒌、龙眼肉、枸杞子、川芎等
芳香	砂仁、白豆蔻、肉豆蔻、草豆蔻、草果等 白芷、檀香、玫瑰花、青皮、陈皮、小茴香、桃仁、杏仁等
色重	地黄、桑椹、黑芝麻、何首乌、山茱萸、五味子、女贞子、玄参、焦麦芽、焦山楂、焦神曲、肉苁蓉、黄精、黑豆、丹参、补骨脂等
药食两用	龙眼肉、黑芝麻、桑椹、山楂、梨、核桃、莲子、大枣等
胶类	阿胶、鹿角胶、龟版胶、黄明胶、鳖甲胶等
辅料	蜂蜜、冰糖、红糖、白糖、饴糖、木糖醇等

2. 膏方的制备

一料膏方“灵不灵”除了靠医生的处方外，还得看熬制技艺。每一道工艺都十分严谨，量体订方。药材需要通过长时间浸泡冷水，使其充分吸收水分，煎煮时才能更好地让精华释放出来，熬膏师傅亲司炉台进行熬制；经过长时间的蒸发浓缩，饱含数十种道地药材的膏汁在经验丰富的熬膏师傅手中慢慢变得黏稠；长时间的熬膏过程需要极强的耐力与体力，为了保证成膏的品质，熬膏师傅需耐住高温，在紫铜锅前随时观察药汁的状态，同时用竹板不停地搅动药汁，防止其焦化。膏方制作的每道工序都不容懈怠，其中，最考验功夫的还属“收膏”，这是一道极其考验熬膏师傅水平的工序。收膏时竹板要运用自如，同时更要把控力度，每一下的搅拌都要保持均衡的力度，从同一方向周而复始地搅拌才能保证最终出来的膏细腻醇厚，这离不开熬膏师傅平日里不断的练习。

三、中医膏方的服用方法

（一）秋冬服膏效最佳

从季节特点上来说，冬为闭藏，主收摄，阳气顺时潜藏与补益之剂的特性相合；从人体上来说，冬季人的胃口和食欲大增，有助于消化吸收，更好地发挥膏方的功效。但并非说膏方只能在冬季服用，只要是病证相符，体病相符，膏方可作为剂型，四时服用。膏滋药中的滋补药材众多且多有黏腻碍胃之性，在春夏服膏，需更加关注个体脾胃的受纳运化功能、日常饮食宜忌、急症等特殊情况。

膏方的服用与疗程：服用膏方，多由冬至“一九”开始，至“九九”而止，每天早晨一汤匙（15～20克），开水溶化或噙化，空腹服用，有时为了加强疗效，早晚各服一次。

（二）服用期间饮食需谨遵

在服用膏方期间，如误食所忌饮食，常使膏方的疗效降低，或引起不良反应。常规应忌食生冷、油腻、辛辣等不易消化及有特殊刺激性的食物；如服含有人参、黄芪等膏方时，应忌频繁食生萝卜；服含有何首乌的膏方时，应忌食猪血、牛血、羊血和铁剂；服膏方时常规忌茶水冲服，茶叶中的鞣酸会影响药物的吸收，降低补药的功效，日常饮用咖啡和茶，应与服膏时间间隔4小时以上。

服用过程中，在出现消化道和呼吸道急性病症时，应立即停止服用膏方，以免导致更严重的问题。

服用膏方后，出现消化道不适时，可能是滋阴药太重所引起的肠胃不耐受，可在处方中加入砂仁，或者用含砂仁的食疗方。出现头面五官不适时，可能是补阳药药力太猛所致，可以用菊花泡水喝以清除上火症状，或者停服3～5天。

（三）膏方禁忌证与人群

（1）新发各系统急症：如头痛鼻塞、咽痛咳嗽、恶寒发热等呼吸道疾病；腹胀纳差、呕吐反酸、腹痛腹泻等消化道疾病。

（2）各系统慢性病急性发作期：如胰腺炎、胆囊炎、胃痛、慢性阻塞性肺疾病、脑梗死、心绞痛、高血压等疾病。

（3）女性处于怀孕与哺乳期。

（4）肝炎、结核等传染病的活动期。

（5）身体稚嫩、器官发育功能尚不健全的婴幼儿。

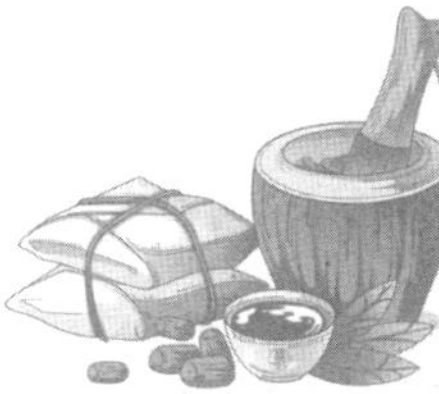

第二章 膏方治疗失眠的经验

第一节 膏方的“十观六法”

随着医学理论的不断扩展以及对其学习研究和领悟的不断深入，杨志敏教授将各种知识融会贯通，在灵活运用颜老（颜德馨）的调脾胃理论、气血衡法、治湿十法等基础上，把扶阳理论、圆运动学术思想及五运六气理论融入辨证处方中，使个性化膏方处方更加有理有据，更能贴近患者的整体病机，临床效果更加显著。经过长期的提萃凝练，杨志敏教授总结出“十观六法”。

一、“十观”

“观”是医者诊断辨识思维、遣方用药等过程的概括。“十观”包括和态健康观、天人观、阴阳观、形神观、脏腑观、津液观、气血观、体病观、扶阳观、补泻观。

1. 和态健康观

由“血气和”的躯体健康观、“志意和”的心理健康观、“寒温和”的适应能力健康观三部分构成。此观点植根于人体阴阳、气血、脏腑、津液及形神，是医者订制膏方时的归宿和患者服用膏方时的目标。“和态健康观”最能清楚、准确、科学地表达中医的健康观念，是“十观六法”之基础。

2．天人观

天人观强调在订制膏方时关注年运、岁候对人体的影响，为提升疗效提供了更广阔的视野和途径。

3．阴阳观

阴阳观强调精准辨识；根据患者的四诊信息，医者对阴阳证候属性及阴阳本体情况做出准确的判断。

4．形神观

形神观主要由“神为生命之主”“形为生命之基”等基本特征组成。在膏方治疗失眠方面，“心肝同调，解郁安神”“补益心脾，养心安神”“扶阳抑阴，益心安神”是常用治法。

5．脏腑观

依据患者的四诊信息，医者需先“抓独”，判定机能失调的主要脏腑，断定主要病机，并需进一步细化至该脏腑的精、气、血、津液、阴阳等层面，即做出“定位”诊断；医者还需辨明寒、热、虚、实等病证性质，即做出“定性”诊断。

6．津液观

人体津液“输布离合”的过程是多个脏腑在气化、气机的聚散、升降出入运动中协调、配合作用的结果。痰饮水湿则是津液代谢障碍的主要产物。医者订制膏方时，一方面需辨析各脏腑的痰饮水湿，做好“定性”诊断，另一方面亦需关注胶糖及滋补药物对脾胃功能的影响，适当减少胶糖的用量及使用

4．降其逆

降其逆是针对人体阳气在运行过程中出现的升发太过、阳气上逆的异常状态，通过收涩、敛降阳气的手段，使逆乱的阳气得以归位，从而恢复阳气升降出入有序的方法。传统认为阳气上逆者不宜服用膏方，否则易出现咽喉肿痛、口腔溃疡、失眠多梦等“上火”不适。正确运用膏方滋润和缓的特性及降其逆的治法，使上逆之阳气归位，有助于纠正“易上火”的体质。

5．通其滞

通其滞是针对人体阳气在运行过程中出现的停滞不通而见气郁、火结、水停、血瘀的异常状态，通过理气、除火、化饮、活血等通达阳气的手段，使停滞的阳气得以恢复周流不息，从而恢复阳气升降出入有序的方法。

6．和其胃

和其胃是针对人体阳气因中焦枢转升降失常而见的阳气上逆、下陷、停滞的异常状态，通过枢转、调和中焦的手段，使中焦枢转恢复正常，从而使阳气恢复升降出入有序的方法。

“六法”为杨志敏教授数十年临床经验的总结及凝练，其临床运用技巧及要点在本书第三章以临床师生“问答”的形式为读者们一一展示，以期“传道授业解惑”。

三、和态健康观

“十观六法”包含丰富的理论和临床知识，其中的“和态健康观”是岭南膏方养生、治病、抗衰老等的最终归属和最高目标。

杨志敏教授认为源于《黄帝内经》的“和态健康观”，能清楚、准确、科学地表达中医的健康观念。“和态健康观”由“血气和、志意和、寒温和”构建而成，其理论根源于《灵枢·本脏》：“人之血气精神者，所以奉生而周于性命者也；经脉者，所以行血气而营阴阳、濡筋骨、利关节者也；卫气者，所以温分肉、充皮肤、肥腠理、司开阖者也；志意者，所以御精神、收魂魄、适寒温、和喜怒者也。是故血和则经脉流行，营复阴阳，筋骨劲强，关节清利矣；卫气和则分肉解利，皮肤调柔，腠理致密矣；志意和则精神专直，魂魄不散，悔怒不起，五脏不受邪矣；寒温和则六腑化谷，风痹不作，经脉通利，肢节得安矣，此人之常平也。”“和态”可用于评价“人之常平”的状态。一方面“和态”有和顺、和谐、有序、协调、适中、恰到好处之意，也特指“身体健康舒适”的状态，是对机体健康的界定和评价。另一方面，原文提到的四“和”即“血和”“卫气和”“志意和”“寒温和”，杨志敏教授认为“和”并非静止不动，而是在变化过程中使内外及其内部之间互相作用、不断发展，保持和谐有序的状态，强调的是人体内部脏器之间、人与社会、人与自然保持协调、和谐、统一。

1.“血气和”的躯体健康观

（1）人体之气生成之“和”。人体之气是禀受于父母的先天精气，以及自身吸入的自然界清气、饮食摄取水谷精气在体内聚合而成，即人体之气是先后天和合而成的混元一气。惟先后天之气能顺利和合而成混元一气，继而和谐、有序地生成各气，方能维持人体各种复杂的生理机能。

（2）人体之气运动之“和”。气机是人体之气在体内的运动，被概括为升、降、出、入。气机、气化一旦失常，即表现为气滞、气闭、气脱、气陷等失和状态，亦是人体功能失常之时。惟气机、气化能“和”，才能“如环无端”地滋养全身并产生各种变化，使人体机能活动有序。

2.“志意和”的心理健康观

《灵枢·本脏》云：“志意者，所以御精神，收魂魄，适寒温，和喜怒者也。”杨志敏教授认为此处的“志意”并非“肾藏志”“脾藏意”的简单叠加，而应指机体的心理活动、精神情感等方面的调控功能，其具体作用包括：“御精神、收魂魄”为调控心理活动，“和喜怒”为调控情绪，“适寒温”为适应环境。

3.“寒温和”的适应能力健康观

《灵枢·本脏》云：“寒温和则六腑化谷，风痹不作，经脉通利，肢节得安矣。”杨志敏教授认为原文中“风痹”的含义与《灵枢·寿夭刚柔》中“病在阳者命曰风，病在阴者命曰痹，阴阳俱病命曰风痹”相同，即病在外称为“风”，病在内称为“痹”，内外俱病则为“风痹”，泛指内外一切致病因素。

杨志敏教授认为“寒温和”可概括为人体适应外界环境，包括饮食、气候以及自然、社会条件的能力，是《黄帝内经》“和态健康观”中的外界适应能力部分，也是《黄帝内经》“天人相应”思想的体现。

4．以血气和、志意和、寒温和为一体的和态健康观

“和态健康观”中的血气和、志意和、寒温和，既重视其自身及其内部关系的和谐，也强调三者关系的协调统一，三者互相支撑，共同构成以“和”为核心的健康观。

（1）“血气和”为“志意和”“寒温和”提供物质基础。

首先，“血气和”是人之神的物质基础，“血气和”则“志意和”。“志意”主导的心理活动正常，需要五脏正常发挥藏神的作用；五脏藏神之首要在于血气调和，即“血气者，人之神，不可不谨养”（《素问·八正神明论》），“志意”所主导的心理活动才能不致偏颇。其次，“血气和”是“司关合”“温分肉”的前提，“血气和”则“寒温和”。

（2）“志意和”为“血气和”“寒温和”提供精神支持。

“志意”具有“御精神，收魂魄，适寒温，和喜怒”的情绪调节作用，能使人免于“大惊卒恐”而“血气分离”“百病始生”；同时志意和则能“适寒温”，使人体适应外界环境而“寒温和”。在“志意和”的调控下，“血气和”“寒温和”正常发挥功能，人体方能安然无病。

（3）“寒温和”为“血气和”“志意和”提供环境保障。

惟“寒温和”下六腑化谷，人之血与气方能禀水谷之气化生，从而达到“血气和”。

四、膏方之“和”

“十观六法”包含了丰富的理论和临床认知，其中的“和态健康观”是岭南膏方养生、治病、抗衰老等的最终归属和最高目标。膏方作为中医的传统剂型，有滋补强身、抗衰延年、治病纠偏等作用，与天人相应、形神合一、阴阳平衡、气血和畅、脏腑安和等观点密不可分。组方补中寓治、治中寓补，而固其精、通其滞、和其胃、升其陷、降其逆、温其气是重要的治则治法，使人体恢复阳气充足且升降出入有序，则为安和无病的健康状态。

失眠相当于中医学中的不寐，其在《黄帝内经》中被称为“不得卧”“目不瞑”。杨志敏教授认为失眠不是一个独立的症状或疾病，它与全身各系统、脏腑、血气有密切关系，因此，要从整体观来看待，人体整体“气调血和”的“和态”为失眠治疗的最终目标。

杨志敏教授在治疗失眠的膏方组方思想和用药经验的基础上，注重“和”法，认为“和态”是人体处于动态平衡而身体健康舒适的理想状态，强调人体本身内部脏器之间、人与社会、人与自然保持协调、和谐、统一，是治病追求的目标。

1. 顺应四时，重视脏象，天人和合

杨志敏教授认为，人须顺应四季“春生、夏长、秋收、冬藏”的自然规律。而四季之令，又各有主脏司之，所以膏方治则也应考虑时令特点的不同而有所兼顾。如春季发陈，天地

俱生，万物以荣，故膏方应兼顾益气养阳，护生发之气；春季肝木当令，又应考虑养肝疏肝；夏季蕃秀，天地气交，万物华实，故应兼顾益气养阴，以全成长之气味；夏季心火当令，热邪偏胜，又应考虑清心宁神；长夏脾土当令，暑湿偏胜，故应兼顾清暑化湿、健脾畅运；秋季肺金当令，季末从革，肃杀之气较甚，又应重视肺的宣降清肃，或出现暑热未尽，当降不降，清肃之令不行，当降阳明之热邪；冬季闭藏，水冰地坼，肾水当令，是为补肾填精、滋养五脏的最佳时节。

对于五脏的调补，杨志敏教授强调五脏“以喜为补”“肺部喜其润，心部喜其清，肾部喜其滋，肝部喜其和，脾部喜其缓”，通过对五脏的调补，葆养人之“精、气、神”，以达延年益寿之效。

2．复方相合，诸方同施，君臣佐使，方药之和

膏方是由多个小复方按照君、臣、佐、使的原则组合而成的。君、臣、佐、使是方剂的基本组方原则，也是膏方组方必须遵循的原则。《素问·至真要大论》云：“主病之谓君，佐君之为臣，应臣之为使。”根据颜德馨教授的思想，在膏方中，君方是指针对主病或虚损起主要治疗作用的方剂，其药力居方中之首，在整个膏方中起主导作用；臣方是指辅助君方加强治疗作用，或对兼病、兼证起治疗作用的方剂；佐药是指加强君、臣治疗作用，或针对次要兼证，或制约君、臣的药性，或起反佐作用的方药，如防止膏方滋腻阻碍中运，常用醒脾之品如砂仁、炒鸡内金、陈皮等；使药是指引导诸药直达病所或起调和诸药作用的药物，如常用的引经药有引火归原的肉桂，引药入脑的通天草，引药入心经的石菖蒲，引药入络的桑枝等。此外，膏方的口味要醇正，避免过辛过辣，故常加冰糖、大枣、蜂蜜、黑芝麻等调和诸药。

3．扶正祛邪，调体纠偏，求平达衡

扶正祛邪是针对已病人群或接受病后康复治疗人群的治疗原则。杨志敏教授认为，膏方处方时应细辨患者阴阳气血之盛衰，脏腑之虚实，寒热之胜克，病邪之性质、部位、深浅、进退，做到攻补兼施，固本清源。膏方补益的同时，常针对病理因素的不同，辅以行气、活血、泄浊、升清、温通等法。调质纠偏是针对亚健康人群或养生保健之常人的治疗原则。

4．病症结合，动静相宜，病证互参

病症结合、因人而异指膏方常根据患者的体质和病情量体裁衣而制，用药的寒温之别、补泻之宜、动静之机、进退之据，在每人皆有不同。膏方以调补为主，故“虚则补之”仍为主要治疗大法。

根据颜德馨教授的经验，无论是病后调理，还是健康养生，在配膏方处方时，如大量应用滋补药物，即所谓的“静药”，这时必须配伍“动药”来进一步提高药物效能，如常配伍麦芽、山楂醒脾开胃，配伍行气活血药疏通气血。归纳起来，膏方中“动药”的作用有四：醒脾开胃，疏通气血，升清降浊，气化布津。

病证互参指在制定膏方时既要全面、系统地辨证，又要兼顾不同疾病的特征来选方用药。病证结合是中医学诊治疾病的重要方法。杨志敏教授继承颜老辨病选药之经验，如神经衰弱型失眠选用灵芝、百合；胃中食积者选用法半夏、羊结草；高血压者使用“天麻钩藤饮”“益气聪明汤”；老年痴呆者用“醒脑冲剂”。

5．脾肾为本，和法缓治，峻猛有度

杨志敏教授认为，五脏调补，重在脾肾，她推崇沈金鳌的“脾统四脏”学说，治疗多从脾胃入手，善用苍术、白术，使湿去脾自健，脾健湿自去，燥湿健脾，相得益彰。而肾为先天之本、性命之根，脏腑功能之发挥需肾气推动，因此，杨志敏教授常以益肾填精、补脾养胃为膏方补益大法。

和法是指在膏方选方时诸法相合，相辅相成，以达平和。张景岳指出：“和方治制，和其不和者也。凡病兼虚者，补而和之；兼滞者，行而和之；兼寒者，温而和之；兼热者，凉而和之。”

“缓治”的意义有二：一指膏方里诸药主次分明，以缓图治；二指少用峻猛之品，不求急功，但求缓图。在用膏方治疗老年患者时，应充分考虑老年人脏腑虚损，常呈虚实夹杂之候的特点，在处方补益的同时，常伍以祛邪之品，或祛痰泄浊，或行气活血，或温经散寒，补泻兼施，以固本清源，调畅气血，达阴阳平衡之目的。

杨志敏教授在膏方中遵循“和法”，常以平衡气血、调和寒热、攻补兼施、通补并举为治则，务求补阳不助火，滋阴不助水，益气不助滞，升清且降浊，祛邪不伐正。

第二节 膏方治疗失眠的中医理论认识

中医学对于失眠的认识，最早可追溯到《黄帝内经》，在后世不同时期的医书或医家的论述与记载中，对于失眠的认识也不尽相同。究其原因，为失眠的病因病机比较复杂，影响因素繁多。杨志敏教授使用膏方治疗失眠，常采用脏腑辨识贯穿形神、气血、津液，最后通过影响人体“昼精夜瞑”的节律而治疗失眠。

一、五脏形神不调

形神合一，“形”与“神”相互依存。《黄帝内经》中论述的“形与神俱”，是指整个生命历程中生命存在的基本特征，其指出“其知道者，法于阴阳，和于术数，食饮有节，起居有常，不妄作劳”，可“形与神俱，而尽终其天年”。《类经》对形神关系叙述如下：“形者，神之体；神者，形之用。无神则形不可活，无形则神无以生。故形之肥瘦，营卫血气之盛衰，皆人神之所赖也。故欲养神者，不可不谨养其形。”这强调了形对神的根本作用。形是神存在的载体，神是形的生命体现。“无神则形不可活，无形则神无以生”，这强调形与神之间关系密切，不可分离。

1.“形”的失调而致不寐

《类经·不得卧》云：“凡五脏受伤，皆能使卧不安。”这说明代表形的五脏六腑及皮肉筋脉骨等生理功能如果正常，则气血调和，情志舒畅；若脏腑功能失常，常可导致情志或气机方面的疾病。其中五脏功能失调是导致不寐的主要原因。

（1）心。心的功能失调，心火不足、心阳不振、心血亏虚、心火扰动心神，或者由于心的阴阳气血诸虚不足等不能涵养心神导致心神失养，又或者由于火热痰浊湿瘀等邪阻于心，造成心神不安。《景岳全书》曰：“痰火扰乱，心神不宁，思虑过伤，火炽痰郁而致不寐者多矣。”

（2）肝。《症因脉治·不得卧论》述：“肝火不得卧之因，或因恼怒伤肝，肝气怫郁，或尽力谋虑，肝血有伤，肝主藏血，阳火扰动血室，则夜卧不宁矣。”《灵枢·本神》曰：“肝藏血，血舍魂。”人卧而血归于肝，魂也随之归于肝，魂安则目瞑。可见肝藏血的功能正常与否直接影响人的睡眠质量。肝气郁结、肝胆湿热、肝火亢盛、痰热内扰、肝血亏虚、肝血虚寒、肝气亢逆等均可扰动肝魂，令肝魂不安于舍而夜寐梦多，导致不寐。

（3）脾。脾胃运化功能失常，可导致痰火内生，宿食停滞，脾胃升降失和。《素问·至真要大论》云：“诸湿肿满，皆属于脾。”《灵枢·胀论》曰：“脾胀者，善哕，四肢烦悗，体重不能胜衣，卧不安。”《金匮翼·胀满统论》曰：“湿气归脾，壅塞不行，其脉濡，其体重。”可见，脾土受湿，致运化失职，不能制水，使脾意不能内守而病发不寐。脾胃同居中焦，为气血生化之源。《素问·逆调论》指出："胃不和则卧不安。"《症因脉治·不得卧论》曰："胃强多食，脾弱不能运化，停滞胃家，成饮成痰，中脘之气窒塞不舒，阳明之脉逆而不下，而不得卧之症作矣。"中焦壅滞，运化失司，脾胃升降失常，痰饮水湿郁滞，扰动心神，心神不宁，以致阴阳出入无序，魂魄难安其宅而致不寐。

（4）肺。肺失宣肃，肺气不足或闭塞不通，进而出现卫气营血生成及运行失常而造成不寐。痰火、水湿等邪阻碍肺气，肺气不利，虚火上炎，灼烧肺阴或痰湿水饮阻肺等均可致不寐，此类不寐较多受到躯体疾病的影响。《症治脉因·不得卧论》曰："肺壅不得卧之因：或肺素有热，金被火刑，或肺家有痰。肺气闭塞，或肺燥液干，肺热焦满；或肺家有寒，肺气不利。凡此皆成肺壅不得卧之症也。"《丁甘仁医案》中提及外感风寒，痰饮内生，支塞于肺，肃降失司而出现"气喘咳嗽大发，故日夜不能平卧"。邪伤肺卫引起肺宣降失司，津液聚而冲肺，咳逆不得卧。肺气闭阻，失其清肃，而肺与大肠相表里，故可见大便秘结，结热伤津，热扰心神，继而不寐。故痰湿水饮壅阻肺气，或邪热灼伤，或气滞血瘀，致肺失宣肃，气机反逆，扰乱心神则发为不寐。

（5）肾。《素问·上古天真论》曰："肾者主水，受五脏六腑之精而藏之。"肾精亏损，无以滋养各脏腑以致不寐。老年人肾精亏虚，不能上奉于心，肾水无以滋养心火，心神失养而不寐。过度劳损，耗伤精血，肾阴亏虚则水不制火，心阳失潜、心火独亢，上扰神明而不寐；肝肾阴虚，水不涵木，肾之真阴不能制约相火，肝火上逆而心神失守，故而不寐。肾阳虚损，无力入阴，阴阳不交而致不寐，肾阳无力推动肾水上济于心，水火未济，易致不寐。

2.“神”的失调而致不寐

《景岳全书 · 不寐》言：“盖寐本于阴，神其主也，神安自寐，神不安则不寐。”《灵枢 · 本神》论述五脏藏精、舍神，以气沟通，神安于其所则寐。不寐的原因是神不能安舍于五脏。《难经》中也有“卧之安者，神藏于心，魂归于肝，意归于脾，魄藏于肺，志归于肾，五脏涵养五神……神机不安亦可生本病”的论述。

（1）心不舍神。心藏脉、舍神，为君主之官，五脏六腑之大主，精神之所舍。心主血脉、主神志，心在志为喜。大喜大笑，扰神明，致心气不藏，神不守舍而入寐困难；心神不明，则神思恍惚，入寐难或梦多不深等。喜则气缓，过喜可致心脏的正常生理功能受损，心神失养、邪扰心神导致神不安舍于心而不寐。

（2）肝不舍魂。肝藏血、主气机生发而舍魂。魂是人的本体意识，沟通人的感知本能与自觉意识。《灵枢 · 本神》云：“肝藏血，血舍魂。”又云：“人卧血归于肝。”睡眠之时，随着血归于肝，以血为神的魂也安藏于肝，魂安于舍则目瞑而卧，若肝血虚、魂不归藏则夜寐不酣。肝在志为怒，怒则气上，《灵枢 · 邪气脏府病形》曰：“有所大怒，气上而不下，积于胁下，则伤肝。”情志不遂，必然导致脏腑功能失调。暴怒伤肝，肝气郁结，肝郁化火，魂不能藏，火热上扰心神，魂不守舍而不寐。

（3）脾不舍意。脾藏营、舍意。意发于心，主于脾，其用为思，思为脾志，人的情志活动主要是通过脾来表达的。《素问·举痛论》云：“思则心有所存，神有所归，正气留而不行，故气结矣。”《类证治裁·不寐》云：“思虑伤脾，脾血亏损，经年不寐。”思伤脾，思虑过度，气机郁结，导致脾的运化功能受损，气血生化不足，伤及营血，心神失养而致不寐；脾不藏意，则神意散乱，思绪难定，或易醒易惊，或入寐杂念纷纭，不能入寐。

（4）肺不舍魄。肺藏气、舍魄。“并精而出入者谓之魄”，中医认为魄与睡眠有关，魄的活动反映出神的生机。若魄失所养，魄无所附，就会出现失眠、噩梦等症状。肺在志为悲，《素问·举痛论》曰：“悲则气消。”悲伤过度必伤肺。肺为气之主，气的升降出入功能受损，神气耗散，致精血亏虚，心血损伤，进而出现卫气营血生成及运行失常而致不寐。

（5）肾不舍志。肾藏精、舍志。志发于心、主于肾。《灵枢·本脏》曰：“志意者，所以御精神、收魂魄、适寒温、和喜怒者也。”心神主导肾之志气，影响思维、心理情绪乃至于脏腑气血的调控。肾在志为恐，《素问·五运行大论》曰：“恐伤肾。”若肾不藏志，则胆怯不安，终日惕惕，善惊易恐，夜寐不宁。《素问·举痛论》云：“恐则气下。”过度惊恐影响气机升降出入，打破五脏相互制约的关系，以致心肾不交，水火不济而生不寐。

二、气血逆乱

《医方辨难大成》云："气血之乱皆能令人寐寤之失度也。"不寐与阴阳、气血失调有关，气血不能正常运行是导致阴阳失调、阳不交阴而见失眠之关键。

"气"是构成世界万物的本原，"其细无内，其大无外"（《管子·内业》）。宇宙中的任何一个有形之体，均由无形而运动的阴阳之气交感聚合而化生，其自身之中又具备着阴阳之气的运动特性及升降出入聚散等运动形式。气化，是指气的运动及其所产生的各种变化，能够准确地表达人体复杂生命过程中物质和能量的代谢过程。气化、气机是人体生命活动存在的基本方式和状态。气机调和则夜眠酣；当外邪侵袭或正气亏虚、七情内伤，导致气的正常功能失调，则可影响睡眠。

1. 五脏气机失常致不寐

（1）五脏一气周流。杨志敏教授认为，人体本来就是一个有机整体，脏腑经络之间相互协同，相互依赖，一脏虚损，阴阳互损，即便病机复杂，只要运用气机升降相因论的方法，从阳气运行整体的圆运动着手，升降枢转协调相因即可抓住病机，调整阴阳失衡。

彭子认为人秉大气五行而生脏腑，故人体五脏与五方相对应。《四圣心源》提出："清气左旋，升而化火，浊气右转，降而化水。化火则热，化水则寒。方其半升，未成火也，名之曰木。木之气温，升而不已，积温成热，而化火矣。方其半降，未成水也，名之曰金。金之气凉，降而不已，积凉成寒，而化水矣。”脾胃为中轴，中气枢转，脾升胃降，以生四象。肾水属坎水，肾阳蒸腾，暖土煦木；清气左旋，肾阴上滋，肝木升发，肝得上升之阴气而养心火，则火气温润，又谓君火。心阳下煦，肺金不凉。肺金凉降，胆胃右降，相火收敛，温养中气，寒水封藏，阳入水中。此乃五脏一气周流之生理也。

在病理情况下，中气衰则升降窒，戊土（胃）不降，故火不交水，而病上热；已土（脾）不升，故水不交火，而病下寒；火衰土湿，丁火奔腾，而癸水泛滥，是以寒盛于中也。水寒土湿而木陷，生气不足，故抑郁而生下热；君火不藏，则相火亦泄，君相皆腾，是以上热，则全缘于相火；火盛而土燥，而成水枯，而肺病实热。

（2）五脏气机失常。《灵枢·邪客》曰：“心者，五脏六腑之大主也，精神之所舍也。”心血或心阴不足、心阳亏虚、心气虚损等是导致心神失养的关键因素。

肝为风木之脏，喜条达而恶抑郁，肝的气机疏泄升降失序，使“卫气独卫其外，行于阳，不得入于阴”，故而不得寐。

中焦脾胃乃气机升降之枢。如果阴阳出入的道路不畅，最终可致阴阳失交而不寐。

肺气不足或闭塞不通，则会出现因卫气营血生成及运行失常而致失眠。

肾为气之根。肾气不调会影响气机的升降出入，打破五脏相互制约的关系，使气血津液的运输代谢失常，五气的运化紊乱从而导致失眠。

杨志敏教授重视调畅失眠患者气机的升、浮、降、沉，同时还要关注当下的运气特点、患者的体质禀赋、心理性格特征，认为运气规律对机体生理、病理变化能产生潜在影响，体质差异关系到发生疾病的特征，心理因素与疾病的发生、发展及转归密切相关。

2. 从“血”论不寐

气血同源，气为血之帅，气和则血调；血为气之母，血能生气，也能载气。“血”源于水谷精微，生化于脾而藏受于肝，故其可濡养自身，平衡阴阳。《灵枢·决气》曰：“中焦受气取汁，变化而赤，是谓血。”《灵枢·平人绝谷》述：“血脉和利，精神乃居。”《景岳全书·不寐》则曰：“血液，灌溉一身，无所不及，故凡七窍之灵，以致滋脏腑，安神魂，无非血用也。”因此，神魂之安需有赖于血液之正常供给才可使人寐安。

（1）血虚不寐。《灵枢·营卫生会》曰：“老者之气血衰，其肌肉枯，气道涩，五脏之气相搏，其营气衰少而卫气内伐，故昼不精，夜不瞑。”《景岳全书·不寐》又云：“劳倦思虑太过者，必致血液耗亡，神魂无主，所以不眠。”“寐本乎阴，神其主也，神安则寐，神不安则不寐。”同样提到失眠与阴血不足，心血不足，心失所养有关。肝主血，《血证论·评释》有云：“肝血虚，则虚烦不眠，骨蒸梦遗。”《灵枢·本神》曰：“随神往来者谓之魂。”“肝藏血，血舍魂。”肝藏血，血为魂提供物质基础，魂保证功能。魂与气、血三者有机配合，肝藏血功能才能正常。气行则血行，肝气郁结则影响血行，进而影响肝藏血，导致魂失常，出现睡眠障碍及情志类疾病。肝无血养或不藏，会导致魂无所居，可致魂疲，出现精神萎靡、厌烦、烦躁、失眠、多梦等表现。

（2）血瘀不寐。清代王清任《医林改错》曰：“不寐一症乃气滞血瘀。”“夜寐多梦是血瘀，平素平和，有病急躁是血瘀。”“急躁，不眠，夜睡梦多，心慌，均因于血瘀，卫气不入阴所致。髓海若有阻滞，使脑气虚，元气不达血管，血管无气，必停留而瘀。”五脏功能失调，气血紊乱，均可出现血行失度、血脉不通。心气不足则血行无力，故而出现血瘀；肝气郁结则血行不畅，故见血瘀；脾统血摄血，脾气虚弱，统摄无权，血不归经，血液外溢，血脱妄行，停滞脏腑组织局部，而成瘀血；肺气失调，不能助心行血，输布百脉，心肺同病，可致血行瘀阻；肾气虚弱、肾阳不足无以推动气血，气血运行不畅而成瘀血；另久病必及肾，久病必虚，因虚致瘀，故易有“久病必瘀”之说。血液瘀滞，神失濡润，遂致不寐。

（3）血寒不寐。血液的运行有赖于阳气的温煦推动，若心阳不足，脾阳不振或肾阳亏虚，气血生化不足，温煦无力，机体功能活动低下，“阳虚则阴盛，阳虚则寒”，血受寒则凝，寒凝经脉，心神失养均可致不寐。若过量进食寒凉生冷物品，或居住地处于湿冷寒凉处，寒邪由外侵入亦可致寒凝血脉，血液不温，神魂失养，易致不寐。

（4）血热不寐。其一热邪入血不得寐，邪热入血或因情志郁结、五志过极化火均可导致血热，如《伤寒论》云：“太阳病不解，热结膀胱，其人如狂，血自下，下者愈。其外不解者，尚未可攻，当先解其外。外解已，但小腹急结者，乃可攻之，宜桃核承气汤。”太阳病表热不解，循经内蒸而结于膀胱，“血在上则忘，血在下则狂”，血热互结于下焦，其人如狂而不得卧。其二阴虚血热不得寐，随着当代生活压力不断增加，加班、熬夜等问题日渐突出，长此以往，不但肝血暗耗，心阴失养，或者不知持满，肾精渐亏，最终造成心肾不交，阴虚血热，烦躁不安，夜寐难眠。心肝阴血不足，加之情志失调、不良生活作息致难寐日久，两者互为因果，继而心神受扰，心肾难以相交，阴虚血热之象越显，常可见五心烦热、心悸、多梦、烦躁不安等症。

三、津液“输布离合”异常

津液是人体内能够发挥正常生理功能的水液的总称，包括各脏腑组织的内在体液及其正常分泌物，如胃液、肠液、涕、泪、唾等。津属阳，随卫气运行于周身体表，性质较清稀，流动性较大，布散于体表皮肤、肌肉和孔窍，并渗注于血脉，起温煦防御作用。液属阴，随营气循行经脉运行于体内，性质较稠厚，流动性较小，灌注于骨节、脏腑、脑、髓等组织，起濡养润降的作用。

《伤寒论》中津液的代称：津、气、阳、卫、液、血、营（荣）。津液之异常可分为津液之有余或津液不足。津液在表之异常体现为营卫，在里之异常体现为胃气。输是水谷摄入胃中化生津液的过程，即津液之来路；布是津液通过正常的三焦通道布散周身，即津液之去路；离者散失也，是津液绝对或相对减少导致温煦防御或濡养润降不足；合者凝聚也，是津液绝对或相对增多而变为废水废血。

1．津液有余

（1）津液在表有余表现为营强、卫强及营卫俱强。营强卫弱，卫气虚弱“卫气不得入于阴，常留于阳……故目不瞑”；营弱卫强，营血不足，营阴不足以潜藏卫阳，故不寐；营卫俱强，人体大多处于御邪状态，但无汗出，或有汗出，但未能完全排邪外出，营卫不和故不寐。

（2）津液在里有余表现为胃气充足，然人体津液的运行、输布、传化失调而形成痰、饮、水、湿一系列病理产物，此四者皆为阴邪，是一种致病原因。素人易病水证，而失眠此时常易作为症状出现。肺、脾、肾三脏功能失常，肺失宣降、脾胃中焦枢机不利、肾元温煦乏力而出现津液聚集，临床可出现支饮、溢饮、悬饮、痰饮等水饮证。

2．津液不足

（1）津液在表不足表现为营弱、卫弱及营卫俱弱；营血不足，虚热内生，阴不敛阳，卫气不能从阳入阴、目瞑而睡。“阳气者，精则养神”，卫气虚弱，不能从阴出阳，阳不化气，阳气不足则神不安。

（2）津液在里不足表现为胃虚、胃弱，津液生成不足，可见眠浅易醒、疲倦乏力；亦表现为胃热、胃实，灼伤津液，可见心烦、易怒、失眠、多梦、大便干燥、腹满腹胀。治宜“保胃气、存津液”。

四、“昼精夜瞑”中医睡眠理论

“昼精夜瞑”是中医睡眠的生理状态，是人体健康的昼夜和状态，指人体在白天和晚上分别处于与之相适应的和合功能状态。即白天“觉性解释外官，使能各适其用者也”，晚上“觉性之敛束五官。令其宁静休养，聚其既疲之力也……寐则五官皆以束缚，不能适其用”（《医学原始》）。昼精夜瞑互相促进、互相影响。昼精才能更好地夜瞑。夜瞑才能昼精。昼不精会影响夜瞑，夜瞑也会影响昼精。

营卫运行有度是人体寐寤的基础。《灵枢·营卫生会》曰：“卫气行于阴二十五度，行于阳二十五度，分为昼夜，故气至阳而起，至阴而止。故曰，日中为阳陇，为重阳，夜半为阴陇，为重阴。太阴主内，太阳主外，各行二十五度，分为昼夜。”可见，睡眠随卫气运行的阴阳出入形成目瞑目张的寤寐规律。如《灵枢·营卫生会》所述：“营卫之行，不失其常，故昼精而夜瞑。”卫气从阴出阳，则寤，卫气从阳入阴，则寐。若卫气出入异常则影响着人体的寤寐。

《黄帝内经》有云：“饮入于胃，游溢精气，上输于脾。脾气散精，上归于肺，通调水道，下输膀胱。水精四布，五经并行，合于四时五脏阴阳，揆度以为常也。”可见，营卫来自五脏功能的正常发挥，有赖于脾气运化水谷和散精、肺脏的通调水道、下焦通利。火暖土，脾胃功能的温化有赖于肾脏温熏。再者，气血为体、营卫为用。营属血，卫属气。气血异常必然导致营卫不和。可见，脏腑气血津液的异常均可通过影响营卫的运行导致不寐继而影响昼精，也可通过影响昼精继而导致不寐。

营出中焦。脾胃虚寒，运化无力，无法化生气血津液，营血亏虚，虚热内生，阴不敛阳，卫气不能从阳入阴，则“夜不瞑”，表现为失眠。营血不足，濡养之力不足，“觉性解释外官”缺乏物质基础，则“昼不精”。

卫出下焦。肾气不足，卫气来源匮乏，卫虚不能从阴出阳，阳不化气，气不能用，则“昼不精”，表现为白天精神疲乏，注意力、执行能力下降等。可通过白天运动、气功、太极、艾灸等方式升发阳气，达到“昼精”，促进“夜瞑”。

肺阴不足，阴虚内热，热灼津液，不能发挥通调水道的作用，津液输布异常，营卫失和，不寐由生。

肝藏血而舍魂，人卧血归肝，营属血。若年老血虚或素禀肝血不足，营血不足，同样可以虚热内生而病不寐。如《难经》中提道：“老人血气衰，肌肉不滑，荣卫之道涩，故昼日不能精，夜不得寐也。”

综上所述，杨志敏教授认为人体是一个整体，具有独立的自调节机制，一切外来作用因素都要经过其自身组织的调节过程才能发挥效应，疾病的发生，从本质上说，是在病因作用下机体的自我调节机制发生了障碍。形、气、神在生理上密不可分，失眠发病时则形、气、神三者均伤，产生病机，影响机体的调节机制。因此，中医在整体观的指导下，通过中药药性之偏来纠正人体阴阳之偏，以维持人体内环境的稳态，而不局限于局部及微观的改变，或调神或调气，全面把握疾病发生的内在机制，设立治法，选方用药，改善或消除患者的整体异常反应状态。

第三节 失眠的中医多维四诊采集与辨识

中医治疗失眠的关键在于病机的确定。对病机辨识首先要对人体的状态有一个多维的认识，才能做出一个判断分类。中医四诊是辨识的一个重要的环节，所采集的信息成为辨识决策的依据。中医在临床上问的每一个问题都要有目的性、方向性，都是有高度内在逻辑性的，病史采集的过程其实也是中医思维的一个过程。所以，病史采集是否完成，决定了病机是否全面和准确。对四诊资料采集后，还需要掌握每个症状的基本诊断意义，才能发挥综合参考和灵活判断的作用。这几年，杨志敏教授除了关注睡眠情况，更关注全身气血津液输布、水火失衡的状态，以此决定病机在脏在腑及在气血水火等，继而调之治之而恢复睡眠状态。考虑到出膏量，多采用脏腑辨证定位，然后在气血、水火、津液中进行定性，最后才能遣方用药。

一、中医四诊及其意义

（一）望诊

望诊从患者一进入诊室就已经开始了。他的面色、唇色、皮肤及头发、眼睑、步态、体型均收入眼中。

1．面色

正常、苍白、萎黄、黑、青、紫、红、赤，面部有无血丝，鼻柱有无青筋。

2．唇色

淡红、红、赤、青、紫、黑。

3．皮肤及头发

正常、油腻、干燥、脱屑。

4．眼睑

候津血的虚实。

下睑红润：津血输布正常状态。

下睑鲜红：津血充滞或有火证。

下睑淡白：津血不足。

下睑半白半红：既有津血的不足，又有津血在局部的凝滞。

目下卧蚕：水饮。

5．腿诊

候水火的盛衰。

下肢肌肤可：津液在表敷布正常。

下肢肌肤甲错：外燥。

下肢血络浮露：伤血。

下肢按肿（或袜痕）：水饮。

（二）问诊

问诊看似简单，却极其考验医生的水平。必须依循患者主诉，有的放矢，分清主次，依据心中地图，详细询问关键点，而不是为了问而问、漫无目的地问。

1. 问所急所苦

即迫使患者就诊的最不舒服的症状及持续时间。有些症状是直接得出的，有些是在询问中一步步确定的。

2. 以“十问歌”为主采集患者的自觉资料

“一问寒热二问汗，三问头身四问便；五问饮食六胸腹，七聋八渴俱当辨；九问旧病十问因，再兼服药参机变；妇女尤必问经期，迟速闭崩皆可见；再添片语告儿科，天花麻疹全占验”。

（1）问寒热：判断有无表证及鉴别阴阳。

问诊举例：有无怕冷？有无怕风？有无怕热？有无发热？局部恶寒（风）还是全身恶寒（风）？局部发热还是全身发热？

症状意义举例：

全身恶寒发热——多有表证。

局部恶寒——多是卫气不足或胃中虚冷或水饮停滞所致。

怕热——多有里热。

（2）问汗：判断津液在表的状态是凝滞还是涣散。

问诊举例：出汗多，还是少，还是不出汗，还是汗量正常？全身出汗还是局部出汗？出汗后怕风吹吗？汗凉吗？稍微一动就出汗吗？吃热的就出汗吗？晚上睡觉出汗吗？干活或剧烈运动时出汗吗？

症状意义举例：

汗出——往往提示中风。

易汗出或吃热的就出汗——多是阳明里热、津液涣散。

无汗伴恶寒——津液凝滞。

汗出湿凉，汗不粘手——脾胃气虚、寒湿。

汗出湿暖，汗较粘手——中焦湿热。

（3）问头身：判断津液在表的分布和虚实。

问诊举例：有无头晕头痛？有无手足发麻发凉？有无肌肉关节疼痛或僵硬？

症状意义举例：

头晕头痛、关节疼痛——表束。

手足发麻——血少。

（4）问二便：辨津液之去路。

问诊举例：大便情况，质硬还是软？还是烂？还是稀水？还是前干后稀烂？还是硬如羊粪或便秘不拉大便？每天几次还是几天一次？小便次数多少？量多还是少？颜色清还是白还是深黄还是淡黄还是红色？有没有半夜起来小便？夜尿几次？小便疼痛吗？小便灼热吗？

症状意义举例：

大便干结——阳明里热里结。

大便烂——太阴里虚。

小便不利——中不制下或下焦虚寒或津亏或表不解。

（5）问饮食：辨津液之来路。

问诊举例：喝水多还是少？水温如何要求？喜欢喝水还是讨厌？胃口饭量如何？

症状意义举例：

无食欲——胃虚。

喜冷饮——阳明热。

口干不欲饮——里寒。

（6）问胸：反映上焦津液输布状态和气机。

问诊举例：有无心慌胸闷？有无胸痛？

症状意义举例：

胸闷——表的问题。

心悸——水饮上逆。

（7）问腹：反映津液在里位的盛衰和输布状态。

问诊举例：肚子有无不舒服？肚子发凉怕风吗？睡觉一定要盖肚子吗？肚子有无咕噜咕噜叫？有无腹胀？有无矢气？

症状意义举例：

肠鸣——水饮。

肚子凉——里寒。

（8）问睡眠：反映营卫的交合。

问诊举例：入睡如何？做梦多少？

症状意义举例：

入睡困难、多梦——伤营。

（9）问官窍：知半表里的津液输布和营血状态。

问诊举例：看东西清楚吗？听力是否有变化？有无耳鸣？会经常打喷嚏、流鼻涕吗？

症状意义举例：

流清鼻涕——寒、水饮。

（10）妇女问经带：反映在里位的津血状况。

问诊举例：月经初潮年龄（已经闭经的患者注明闭经年龄）；月经周期有无不准时？提前还是推后？月经天数、量、疼痛、血块、颜色如何？白带量、颜色、有无异味？小腹有无冷、痛等感觉？

症状意义举例：

经量少——血少。

月经血块——伤血。

（三）切诊

1．触诊

触诊部位包括局部、腹部、下肢、手、脉、皮疹等。摸额头温度，凉还是烫？手脚温度，温暖还是凉？

腹部：肚子温度暖还是凉？肚子按压柔软还是紧？腹部薄拘为虚，腹部胀大饱满为阳明。

下肢按肿：如有则为溢饮。

2．切脉

（1）以阴阳为纲划分脉象。

依据《伤寒论》中提及：“问曰：脉有阴阳者，何谓也？答曰：凡脉大、浮、数、动、滑，此名阳也；脉沉、涩、弱、弦、微，此名阴也。”把脉分阴阳。阳脉包括浮脉、数脉、动脉、滑脉等。阴脉包括沉脉、涩脉、弱脉、弦脉、微脉等。

（2）按脉象特征进行分类。

按照脉位、脉体、脉息、脉势。

脉位：主要是判断表里。浮属于表，沉属于里。

脉体：包括脉大、脉细。判断正气是否足。脉大为正气足，脉细为正气虚。

脉息：包括少气、平人、脉躁，主要是判断虚实。

脉势：指脉弦、滑、涩、紧等。

（3）长桑君脉法之动脉、浊脉、寸上脉。

长桑君脉法之动脉：手感特点为指下有上抬撞击感，甚则博指感。“动脉”分级：略动、动、明显动三级。临床可见动数、动缓、动结、动促、动代的兼脉。其机制为阴阳相搏，阴阳相反相成，腑与脏搏，上热下寒，腑热脏寒。腑热变火变燥，脏败为寒为瘀（图2-1）。

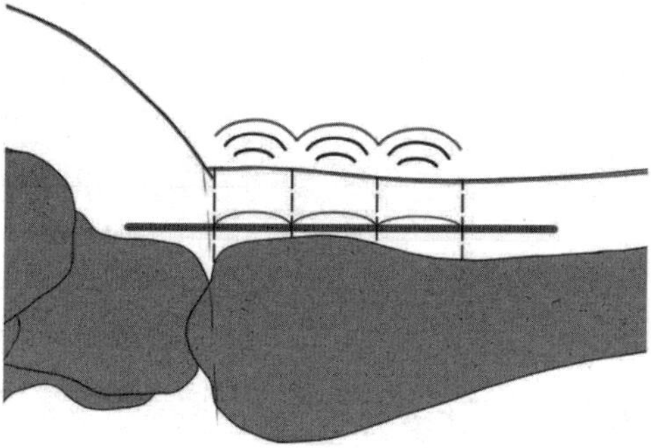

图2-1　长桑君脉法之动脉

长桑君脉法之浊脉：手感特点为指下一种厚重而混浊不清的质感。其机制是血脉、腠理的“内容物”变多，这里的多指阴阳不分之“混浊”，本质为燥邪内生，阴阳混杂而失其清纯，败精化痰。其中“血浊”“血痰”，临床颇为常见，包括高脂血症、脂肪肝、高血糖等。临床上常用打指法进行判断：用示指在寸口脉上，沿着脉管和脉道反复敲击，体会一种混杂不清的质感（图2-2）。

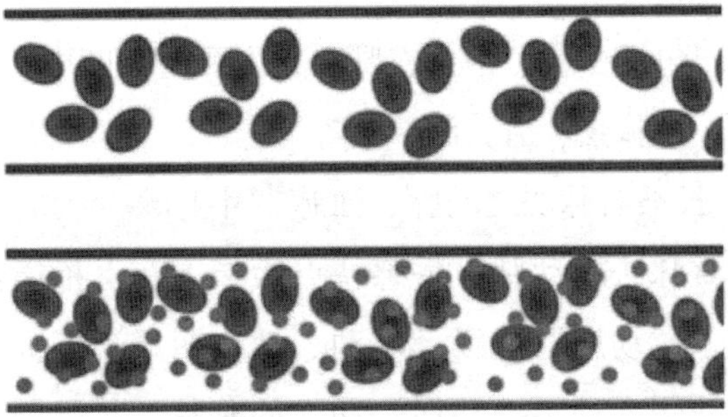

图2-2　长桑君脉法之浊脉

长桑君脉法之寸上脉：手感特点为寸口脉超越腕横纹，甚至达鱼际上。其机制是患者体内阴精亏损，阳气失其制约，体内阴阳失衡。分而言之，左、右寸上脉各有侧重，提示不同脏腑阴虚火旺，左寸上脉多提示心肺阴虚，右寸上脉多提示肝肾阴虚，双侧寸上脉多提示五脏阴虚（图2-3）。

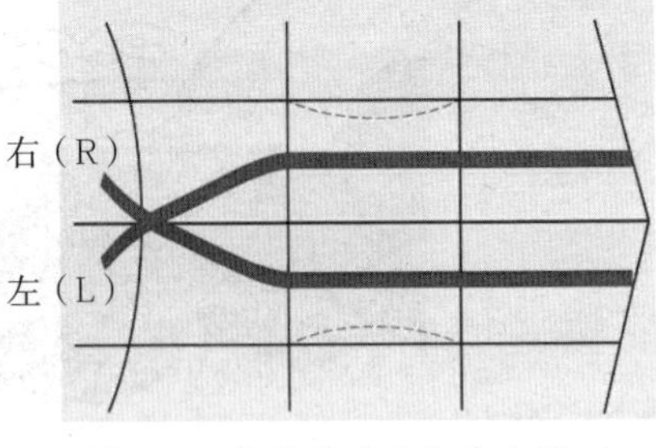

图2-3　长桑君脉法之寸上脉

3. 辨脉息

《素问·平人气象论》提出："人一呼脉再动，一吸脉亦再动，呼吸定息，脉五动，闰以太息，命曰平人。人一呼脉一动，一吸脉一动，曰少气。人一呼脉三动，一吸脉三动而躁。"此处提出了人的呼吸与脉搏数比值不同，人亦因此而异。杨志敏教授曾师从李树森老师，他的长桑君脉法根据此理论提出了脉息比的概念。脉息比（脉息数）=1分钟脉搏数/1分钟呼吸数。脉息比是人体气血动态之外候，是反映人体健康状况的"晴雨表"，可指导遣方用针，也可预测疾病的发展，提示疾病的风险及判断其预后。依据脉息比的差异可进行如下分类（表2-1）。

表2-1 脉息比分类

脉息比	分类
<4	少气
4~5	平人
>5	脉躁

（1）平人的特点：平人并不等于完全健康。

真正的"平人"：脉息比正常，且具备"九候若一""形肉血气"相称等条件。

（2）少气的特点：少者小之异名，脉小气少（气不足则息利少气）。

少气之人多呈"虚寒"状态（为木不生火，火不生土所致）。

少气为“心主血”与“肺主气”之功能失衡。

（3）脉躁的特点：阳受气于上焦，脉躁阳气“浮越在外”，阴不能敛阳，阴不为之守，故气盛而热烦（其机在手少阳三焦经）。

脉躁之人多呈“实热”状态。

二、脏腑辨识

中医脏腑辨识法是中医药界研究的焦点，也是内伤疾病辨证的常用方式。

尽管如此，目前以用单一的诊断方法辨识脏腑的研究为主，系统论述的文章较少。同时，研究相对来说还比较分散和薄弱，尚处于探索研究阶段。

脏腑的功能状态对于人体的健康状态有决定性作用，根据中医理论，从中医五脏生化、储藏的生理功能特点出发，运用司外揣内、取象运数的方法，通过评测形、体、官窍、志的外显状态，以知脏腑的虚实盛衰，体现“以象测藏”的特点。

杨志敏教授带领团队在五脏生理病理模型建立的基础上，筛选条目，建立条目池，以“非病性”“独立性”“代表性”“广泛性”为原则筛选条目，并经过全国中医基础研究领域相关的专家咨询，形成了25个条目的五脏健康状态问卷（表2-2）。问卷以患者自身的感受和主观应答为主，对5个脏腑进行系统测评，经检验具有良好的信效度，能对脏腑功能不同的人群进行区分。在膏方治疗失眠中，脏腑辨证主要用来定位。

表2-2 五脏健康状态问卷

请根据近3个月的体验和感觉，做出选择	没有（或不是）	有（或是）
1. 您容易有心慌或心跳的感觉吗？	0	1
2. 您容易出现口疮或口腔溃疡吗？	0	1
3. 您容易感到心胸烦闷吗？	0	1
4. 您容易出现汗出异常的情况吗？（如出汗过多、出汗过少等）	0	1
5. 您对日常生活和工作感觉舒心、乐观吗？	0	1
6. 您有胁肋胀痛不适的感觉吗？	0	1
7. 您容易感觉双目干涩口苦吗？	0	1
8. 您遇事会容易发脾气吗？	0	1
9. 您容易感觉关节屈伸不自如吗？	0	1
10. 您做事情总是会犹豫不决吗？	0	1
11. 您容易出现牙龈或肌肉出血（瘀斑）吗？	0	1
12. 您有胃肠不适（如胃胀、腹胀）的感觉吗？	0	1
13. 您会经常感到身体困重乏力、不想说话吗？	0	1
14. 您会因为一点儿小事而感到困扰、思虑太多吗？	0	1
15. 您觉得口中有异味或口臭、口淡、口甜、口中黏腻吗？	0	1
16. 您容易出现腹泻或便秘吗？	0	1

（续表）

请根据近3个月的体验和感觉，做出选择	没有（或不是）	有（或是）
17. 您容易感觉到不够气，平时说话音量较低吗?	0	1
18. 您容易出现咳嗽、鼻塞吗?	0	1
19. 您对温差变化比较敏感或容易生病吗（感冒、过敏性鼻炎或荨麻疹）?	0	1
20. 您平时容易感到多愁善感吗?	0	1
21. 您容易出现腰膝酸软无力或腰膝、足跟酸痛吗?	0	1
22. 您有出现耳鸣或听力下降吗?	0	1
23. 您比同龄人更早生白发、性能力下降吗?	0	1
24. 您会出现夜尿或尿频吗?	0	1
25. 您遇事常往不好的方面想吗?	0	1

三、气血辨识

1．气证

气证是在其他病机的作用下，引起了气机紊乱的临床证候。气紊乱主要包括气虚、气滞（郁）、气逆、气陷、气闭、气脱。

（1）气虚：少气懒言、神疲乏力、说话声音低微，易怕风、易汗出，喘促、气短、食欲差、消化不良、大便溏、小便清长、白带清、舌淡苔白、脉细弱。

（2）气滞（郁）：唉声叹气、闷闷不乐、郁郁寡欢、急躁易怒或容易伤心，胁肋胀痛、胸痛、腹胀、嗳气。

（3）气逆：肺气上逆主要表现为咳嗽、气急、胸闷、气喘等症状。胃气上逆主要表现为恶心、打嗝、反酸、嗳气、呕吐、腹胀、腹痛等症状。肝气逆有两种情形，一为肝气上逆，二为肝气横逆。肝气上逆则头痛、眩晕、耳鸣、目赤，严重时血随气升，甚则昏厥不知人。肝气横逆犯胃侮脾则脘痛呕逆，嗳气泛酸，脘腹阵阵作痛，痛而即泻，泻后暂安。

（4）气陷：气不升反下陷。主要表现为腰腹气坠感、久泻久痢不止、便意频频、白浊带下，或胃肾下垂、脱肛、阴挺。

（5）气闭：气闭指邪气阻闭神机或脏器管窍，导致气机阻滞，不通则痛，引起以突发疾病为主要表现的病证。气闭症状多突发且危急。主要有突发神昏、晕厥，或脏器疼痛、二便闭塞、呼吸气粗、声高、脉沉实有力等。

（6）气脱：气脱指正气的耗损脱失，多由正不敌邪或久病消耗而衰竭，以致气不内守而脱失；或由大出血、大汗出等气随血脱或气随津泄等所致，导致气不内守而外逸脱失的危重病理变化。症见面色苍白、大汗淋漓、四肢冰凉、目闭口开、二便失禁、脉微欲绝或虚大无根等症。

2. 血证

血证是因人体出现血液不循常道外溢或津血虚不能濡养、润降等引起的一系列临床表现。血的紊乱主要包括血虚、血瘀、血热、血寒、出血。

（1）血虚：血虚是指血液亏虚，不能濡养脏腑、经络、组织。常表现为面色淡白或萎黄，眼睑、口唇、爪甲色淡，下眼睑淡白，头晕眼花，心悸，失眠多梦，健忘，手足麻木，妇女经血量少色淡、延期或闭经，舌淡苔白，脉细无力。

（2）血瘀：血瘀是指血液运行不畅，聚而成瘀。常表现为痛经、闭经、胸闷、胸痛等。

（3）血热：血热是指热邪入血，迫血妄行的病理状态。常表现为血疮、午后发热、咯血、吐血、月经提前、精神症状。

（4）血寒：血寒是指寒邪入血，寒凝气滞，血行不畅的病理状态。常表现为手脚冰凉、怕冷、肤色紫黯、少腹冷痛、月经推后、月经有血块、痛经。

（5）出血：血液不循常道，或上溢于口鼻诸窍，或下泄于二阴，或外溢于肌肤。

四、水火辨识

1．水

水是以水饮病为代表的临床表现。临床上凡是废水或失常的津液均为水饮。水饮可随着人体经脉到处流动，人体出现表里上下的症候群，也可上逆于上焦入脑，影响津液输布，出现失眠。根据水饮上逆的位置不同，身体症状表现各异。

（1）上焦水饮：头晕、耳鸣、涕泪涎唾、口中黏腻、口微干、不欲饮、面目浮肿、心悸、咳痰、下肢按肿或水肿、胸上有寒等。

（2）中焦水饮：心下痞硬、背部冷、肠鸣溏泻、脘腹胀满、吐酸嘈杂。

（3）下焦水饮：小便不利、淋漓不尽、遗精带浊、外阴潮湿、腹部膨隆、下肢水肿、精液清冷、不孕不育、性冷淡、腰冷等。

2. 火

火是因邪火炎盛、灼伤津液等所引起的一系列临床表现，如口干、口苦、口渴、口气大、饮水多、大便难解或燥结、怕热、手足心热等。火根据症状也分为虚火和实火。虚火多伴有下眼睑淡白、面色不华、气短懒言、大便正常或烂、舌淡红、脉沉或食用寒凉食物反而加重的表现，治疗以甘滋为主，根据伤津或伤血的不同而加减。实火多伴有大便秘结、口干、口苦、口臭等症状。火邪会伤津耗液，津液损伤后容易烦躁失眠，甚至会心悸恐惧、惴惴不安，常采用阳明四法进行治疗。

五、津液辨识

津液有大津液之概念，也有小津液概念。大津液主要是指人体阴阳气血水火的总和，包括气、阳、卫、血、营（荣），如许家栋老师所说，《伤寒论》就是一部津液大论。小津液是指传统《中医基础理论》教材中的人体内脏腑、躯体及人体各个器官和孔窍（除血液外）具有濡养作用的正常水液。我们这里一般指小津液。

津液分为津和液。津通常质地较清稀，流动性较大，如汗液、眼泪、尿液等，主要分布于人体表面皮肤、肌肉及各个孔窍中，主要起滋润作用，并可以渗入血脉，还可以帮助排泄废物。液通常质地较浓稠，流动性较小，如脑脊液、胃液、肠液、关节腔液等，主要分布于大脑、骨髓、脏腑、关节等部位，起营养作用。津和液可以相互转化补充。

（1）津液不足：可能由津液内竭、外耗、下泻所致。主要表现为皮肤干燥脱屑、皮毛干枯、唇燥、目眶凹陷、面色晦暗、脉细涩短小无力、手凉、甲错、便燥便难、抽搐、麻木、身痛、身重、身痒。津液不足常伴有虚热，一般在上述津液不足症状的基础上，出现热的现象，如口干口苦、皮肤干燥等。

（2）津液有余：废水的有余可阻滞在表、里。主要表现为头面油腻、眼袋浮肿、下肢按肿、下肢袜痕、口干多饮，纳差恶心、呕吐反酸（里位水饮停滞）、遗尿，小便不利（尿频尿急等）、腹满、肠鸣、腹水（中焦水饮阻滞）、咳嗽咳痰，胸满而喘（中焦水饮冲逆，上焦水饮阻滞）。

第四节 失眠的病机辨识

杨志敏教授使用膏方治疗失眠首定脏腑，再定气血、水火、津液。气血水火必须落到脏腑上才有意义。脏腑辨证必须落到气血水火才能遣方用药，譬如同为肝脏疾病，是肝气的问题，还是肝血的问题，抑或是肝火的问题？不同问题遣方用药大不相同。

一、脏腑病机辨

从脏腑功能认识失眠的病机，早在《黄帝内经》《伤寒论》中就有记载。五脏均可导致失眠，非一脏也。

1. 心

心为五脏六腑之大主，既主神明，又主血脉，而心神依附于血而活动并依靠心血的充养。当心气充沛，心血充盛，血气运行营养周身，心神得养，游行有序，心神宁静得以潜藏，故可酣眠。杨志敏教授认为现代人熬夜多，应酬多，欲望多，这种生活习惯及生理特点，常造成心血暗耗、肝血不足，是现代人失眠的主要病因病机。其他因素如痰、湿、火，涉及肝、胆、脾、胃、肾，但总离不开心神受扰。心神不安是失眠的最大因素，而神存于心中。《素问·六节脏象论》强调："心者，生之本，神之变也。"治疗主症时，常配合清心、养心、镇心、宁心之品。

2. 肝

肝为将军之官，出谋虑，主疏泄，喜条达而恶抑郁，且肝主藏血，血主魂。因此，肝脏最容易出现情绪的问题，情绪的问题往往又会影响睡眠。加上内寄相火，主升主动，很容易表现为肝气升动太过的病理变化，如肝气上逆、肝火上炎、肝阳上亢和肝风内动等。肝主升发，具有升举阳气以启迪诸脏、升发阳气以调畅气机的作用，又往往容易出现疏泄不畅，继而影响脾胃、月经、性欲，或气郁化痰、痰火上扰等。同时肝主藏血，以血为用，容易出现受寒情况，表现为肝经寒、肝血寒。也因为厥阴在厥热胜复之际，容易出现寒热错杂之证。

3. 脾

《素问·逆调论》有云："胃不和则卧不安。"脾胃位处中焦，居其中轴。若轴运失常，枢机不利，阳不能入于阴，便致失眠。现代医学众多研究亦有表明，胃肠道及精神压力等因素会影响睡眠质量。

《素问·经脉别论》中"饮入于胃，游溢精气，上输于脾。脾气散精，上归于肺，通调水道，下输膀胱。水精四布，五经并行，合于四时，五脏阴阳，揆度以为常也"，向我们展示了人体水液代谢的过程。脾胃虚弱，水液代谢通路受到影响，还可能会导致痰湿内阻的状况。最关键的是人体中肠胃的生理特性是主通降和司变化，如果体内的正气不能够通调，那么气机从升到降的转换就会受到阻碍，因此，很多脾胃不好的人会出现睡眠方面的问题。

脾胃虚弱可导致水液痰湿血瘀等病理产物的出现，还会导致人的身体出现其他方面的病症，而这些病症的发作又会导致人体出现阴阳不交，所以会影响到人体的睡眠质量，甚至出现失眠的现象。

4. 肺

肺主气，宣发肃降，通调水道，朝百脉，主治节。如《灵枢·五味》云："其大气之搏而不行者，积于胸中，命曰气海，出于肺，循喉咽，故呼则出，吸则入。”卫气运行正常需要肺气宣发肃降功能的调控，如果肺失宣肃、肺气上逆、卫气不和，则患者会出现咳嗽、气喘、呼多吸少及失眠的症状。同时肺主行水，与脾协同调节和输送体内的水液，肺脏受损，同样会影响水液代谢通路。此外，肺朝百脉，主治节，助心行血，若肺的功能不足，可直接影响心主血脉的功能，进而影响全身气血的运行，脏腑功能失调就会影响睡眠。如果肺的功能正常，则气机调畅，人的精神情志活动也正常，就能正常睡眠。

5. 肾

肾为先天之本，也是阳气之本。肾精充足，能使包括睡眠活动在内的生命活动旺盛，是睡眠活动得以正常的保证。神的活动源于精，且肾受五脏六腑之精而藏之。心神活动所需的气血营养物质本源于肾中精气。肾有温养脏腑、推动其功能活动的作用。肾气的气化蒸腾作用主宰人体水液的代谢，肺、脾对水液的代谢均赖于此。若人体肾精气亏虚，则生理活动的原动力不足，脏腑功能随之衰退，心神亦衰怠，不能主持睡眠活动；若肾阳虚，则无法温化水液，或肾气虚使蒸腾气化不足，累及肺脾两脏，水液代谢失常，关口不利，阳虚水停，聚生水湿之邪，水饮凌心，扰动神明，亦会引起睡眠失常。肾阴是五脏六腑之阴的根本，肾阴可制约肾阳之火，使人达到“阴平阳秘”的协调状态。如果肾阴不足，一则相火妄动，上扰于心发为不寐，下扰精室发为梦遗；二则肾水不能滋养肝木，使魂失所养，游逸于外发为梦游，或使肝阳无制，扰动心神发为不寐、多梦，甚至肝阳化风而见手足拘急；再则肾水不能上济心阴，心肾不交，心阳独亢，火扰神室，令人睡卧不安。

二、气血病机辨

《黄帝内经》曰："人之所有者，血与气耳。"首先，气与血的来源一致，均来源于脾胃运化形成的水谷精微。其次，两者相互生发、相互依托、共生共存；气为血之帅，气能生血，气能行血，气能摄血；血为气之母，血能生气，也能载气。所以，气病多夹血病，血病多夹气病，气病多以气虚和气滞为主，气闭、气脱多见于危重症伴失眠等症。

失眠患者多因情志不遂，肝失条达，疏泄不能，气机郁结、肝用太过，魂不入肝而导致失眠。气结不舒，郁久化热，所谓"气有余便是火"，火扰心神，失眠更为严重。气滞日久，血运不畅，则血停凝瘀，或郁火灼络，煎熬血液，均可导致经络瘀痹，心神失养，睡眠愈发不安。一方面郁火炽盛，则伤气耗血；另一方面脉络痹阻日久，则阻碍新生，气血化生无力，导致气血两虚，心神失养愈甚，失眠经年不愈。由于难以忍受无法有效休息而带来的痛苦，不少患者对失眠有程度不一的恐惧和焦虑心理，产生"郁致失眠，失眠致郁"，循环不绝，最终病情顽固难愈。

杨志敏教授以颜老的气血失调之说立论，提出以"衡法"治疗失眠，并认为调和气血应贯穿失眠治疗的始终。根据临床表现，失眠可分为肝郁气结、气滞血瘀、气血两虚型。另外，气虚血寒的情况也非常常见。

1．肝郁气结型

除失眠外，尚可见精神抑郁、情绪不宁、胸部满闷、胁肋胀痛、痛无定处、善太息、舌苔薄、脉弦等症。本阶段以邪实为主，故治宜疏肝理气，解郁宁神，同时多有肝郁化热的病变趋势，方用丹栀逍遥散加减。

2．气滞血瘀型

除失眠外，尚可见头痛胸痛或胁部刺痛，目眶黧黑，面部褐斑，舌质暗红，或有瘀点、瘀斑，或舌下脉络迂曲、延长、怒张，脉涩或细。病多虚实夹杂，治宜疏肝调血，活血祛瘀，养血安神，方用血府逐瘀汤加减。

3．气血两虚型

除失眠外，尚可见心悸健忘，胆怯易惊，神疲食少，头昏目眩，面色少华，气短自汗，肢体倦怠，舌淡苔薄白，脉细。此时正气亏损，心、脾、肝气血羸弱，上下交损，治取中焦，宜益气补血，健脾养神，佐以柔肝疏肝，方用归脾汤加减。

4．气虚血寒型

除失眠外，尚可见怕冷、手脚冷、月经量少、有血块、头痛、舌淡红苔白、脉细等症。治宜温经散寒，佐以益气，方用当归四逆汤或当归四逆汤加吴茱萸汤加减。

三、水火病机辨

《素问·调经论》云：“人有精气、津液、四肢、九窍、五脏十六部，三百六十五节，乃生百病。”若输布失调，表现为全身或局部津液的有余或不足，变生水火二证。可见，水火均是津液不利的结果，两者可单独出现也可共同出现。

水证包括四饮、水气、湿病。水饮的产生往往与中不制下或津液不利有关。正常情况下，“饮入于胃，游溢精气，上输于脾。脾气散精，上归于肺，通调水道，下输膀胱。水精四布，五经并行，合于四时，五脏阴阳，揆度以为常也”（《素问·经脉别论》）。人体的水证正是由于中焦虚寒运化不及所致，若分布在人体的不同部分则形成四饮，它们可阻塞窍道、扰乱气机、侵犯五脏和脑窍，导致失眠。

临床上病水和病血往往是一起的。所谓水血同病，是因为它们均来自津液，都与中焦脾胃有关。若中焦虚寒，导致不能运化水谷精微，则出现血虚的情况。水与血均属于津液，血虚必然由水液来填充，出现血亏水盛的情况。同样中焦虚寒，不能化饮，水饮过多，必然导致相应的血液减少，出现水盛血亏的情况。赤小豆当归散、当归芍药散都是典型的水血同病的方药。血液亏虚发展到严重阶段可能会影响津液的充盈，津液亏虚则会血流不利，就好像溪水少了就容易瘀滞一样，这就需要补血利水。

若肝阳上亢，或肝郁化火，或血分有热，或阴虚，或饮食不洁，积聚日久，均可化火伤津。轻者燔热五脏九窍，而见心烦、易怒、失眠、多梦、大汗、面赤、口舌生疮、皮肤痈脓，也可伤津耗液，筋脉失养，而见口干欲渴、手脚麻木、目涩、皮肤干燥等。津液损伤后容易烦躁失眠，甚至会心悸恐惧、惴惴不安。火邪还可炼液为痰，痰火互结，难分难解。临床上也经常看到水火之象在一个人的身上出现。

四、津液病机辨

失眠患者多有素体脾虚，或久病耗伤津液，或大汗大吐大下后，导致津液亏损，燥热内生，上扰心神，神失所养。或虚火炽盛可进一步损伤津液，或虚火灼络，煎熬血液，均可导致经络瘀痹，心神失养，睡眠愈发不安。其表现可能是一派皮肤干燥、咽干、便干等津虚的表现，或一派口苦、口腔溃疡、皮肤生疮等虚热的表现，若此时被误认为实热，使用黄芩、黄连等伤津液的方剂，反而会使失眠加重。杨志敏教授非常重视处方中存津液，存得一分津液便有一分生机。在处方用药中重视津液的存亡，通过减轻对津液的耗损、补充损伤之津液或促进津液化生等方法以存津液。

津液有余可阻滞在表、里，形成溢饮、悬饮、痰饮、支饮。这些病理产物的产生多是由于本体虚，形成后又会进一步阻滞各种通道影响气血的供应。或攻冲上逆，出现各种扰动症状，如心悸、奔豚、咳喘等症状。这时需要分清津液有余的背后病机，是属于血亏，还是血盛，属于中焦虚寒还是其他原因，再根据具体情况辨证治疗。

第五节 遣方用药和巧用药对

一料膏方一般由30余味药组成，属大方、复方范畴，且服用时间较长。因此，膏方之制定，应遵循辨证论治之法度，具备理、法、方、药之程序。医者须深思熟虑、力求平稳。在处方时，应根据病者的疾病性质和体质的不同类型，经辨证后配方制膏，一人一方，量体用药，方能达到增强体质，祛病延年的目的。

一、膏方遣方用药的原则

（一）一以贯之

诊断辨识上强调一以贯之，在制订膏方时必须有“一元论”的思想。“一元论”思想的根本特点就是从现象的不同组合来判断证候的特异性质。中医在诊疗过程中，力求用“一元论”的观点分析和研究疾病发展过程及其在各阶段表现出的不同临床症状，包括自觉症状，客观检查脉、舌、色的变化过程。只有这样才能抓住疾病的本质，确定治法和用药，以取得较好的疗效。同理，方剂的配伍组合及加减化裁，也要突出一元论。一张药方要有主旨，做到组方严密、首尾呼应，不能杂乱无章，要体现系统性。药方中心明确，就可对患者服药后的情况做到心中有数。

1. 体病结合

杨志敏教授认为人的素体状况对疾病的发生及病机的演变起到关键作用。体质因年龄、性别等不同而异，故选方用药也不尽相同。因此临证制膏，有时尽管患者目前的病机与其素体情况有所差异，甚至截然相反，但是杨志敏教授在针对核心病机用药的同时，亦每每照顾其素体体质。

膏方进补应依据“虚则补之，实则泻之”的原则进行。对于虚证患者，可采取补益的方法；对于实证患者，在采用祛邪方法的同时，也应不忘扶正，正气存内，邪不可干；对于虚实相兼患者，可采用攻补兼施的方法，可以健脾守中以傍四脏。

2. 固本清源，以平为期

冬令进膏若一味强调“补”而导致“呆补”“钝补”，其结果轻则因药品滋腻，停滞中焦而致肠胃不适，重则导致病情演变。杨志敏教授遵从颜老的“衡法”理论：进补必须识补，要固本清源，以平为期。“衡法”立论于气血学说，颜老认为气血总以“气通血活”为贵，其着眼点在于“通”字，补之之法，亦需以通为补。因气血亏虚而致病者应“虚则补之”，气血凝滞为病者则应视其病因或活血，或温经，或通络，总以“疏其血气，令其条达而致和平”为则，如此才能正确掌握进补大法。

膏方补益的目的在于“助其生化”“固本强基”，调动身体的自愈能力和修复力。若“中庸者，不偏不倚，无过不及”，扶正本体，立根有力，不必过度补益，自身运化得当，自然“正气存内，邪不可干”。

（二）固护元气，注重中土

杨志敏教授强调元气为生命之源，《易经·彖》曰：“大哉乾元，万物资始，乃统天；至哉坤元，万物资生，乃顺承天。”《素问·宝命全形论》曰：“天覆地载，万物悉备，莫贵于人。”杨志敏教授重视人身一气的中轴作用。脾胃之土立中守位，土载万物，土生万物，中土一转则四维轮转启动。中土作为轴心，把控四维，使升者升，降者降，调节外围轮转和缓有序。杨志敏教授在临床用方上常以补中益气汤升己土、理中汤运中土、四君子汤厚中土、半夏厚朴汤降戊土、四逆汤补火暖土等。

（三）动静结合，通补兼施

服用膏方者多为中老年人，脏腑功能逐渐衰损，气虚血瘀是其中重要的病理过程，应重视益气活血法在膏方中的应用。膏方中含补益气血阴阳之药，其性黏腻难化，若纯补、峻补，每每会妨碍气血，留邪内闭，故配方用药必须动静结合，通补兼施。补品为“静药”，必须配以辛香走窜之“动药”，动静结合才能补而不滞，临床可针对中老年人常见的心脑血管疾病与糖脂代谢性疾病等，辨证选用“动药”，如附子温通散寒振奋心阳；大黄、决明子、虎杖、赤芍通腑泻浊、化脂排毒；葛根、丹参、三七、桃仁、山楂活血化瘀、净化血液等。通药与补药相配，相使相成，方达固本清源之效。

二、巧用药对

杨志敏教授于膏方处方时善用药对，两药伍用，以增强疗效，以下是常用于治疗失眠及其伴随症状之药对。

（一）百合配酸枣仁

1. 伍用体会

百合甘而寒，生津滋阴，既可润肺止咳，又能敛气养心、安神定魄，多用于神情恍惚，悲伤失眠之证。酸枣仁酸而温，滋补收敛，擅长养心益肝，又可滋补安神，为治虚烦惊悸失眠之良药。酸甘化阴，两药相配能解躁，善补心、肺、肝诸脏阴津而定魂魄，寒温相合，性趋平和，滋补而不妨运化，共奏养阴清热，宁心安神，使水壮而魂魄自宁，火清而神明自静。脏躁、百合病名异而证候相似，病机均为心肺阴亏，虚火躁动，临床习以二方（百合地黄汤、酸枣仁汤）合而投之，效果颇佳。或取生、熟酸枣仁各15克，新鲜百合250克，同煎取名枣仁百合汤，治疗失眠、脏躁、百合病，多有效验。

2. 膏方中常用量

百合150～300克，酸枣仁150～300克。

（二）半夏配夏枯草

1. 伍用体会

此为治不寐之药对，虽未见诸经传，然颇有深意。李时珍说："《礼记·月令》谓：'五月半夏生，盖当夏至半也'，故名。"而其采根当在八月，此物秉火之气而生，得金之气而成，由阳渐入阴，但凡阳不入阴之疾俱可疗之，如胸中痰满、寒饮内发、头眩、眉棱骨痛，均可得其气而破阴入阳。夏枯草生于冬末，长于三春，是正得水木之气，遇夏则枯，木当火令，其气萎顿，故用以退泄肝胆两经之火，功效甚卓。《冷庐医话》载有"阴阳违和，二气不交，以半夏三钱，夏枯草三钱，浓煎服之，即得安睡"。临床治痰火犯胆之不寐，屡试不爽。夏枯草于阳分收敛浮阳，半夏引阳入阴，二者相配，顺应天时，调整阴阳。

2. 膏方中常用量

半夏60～90克，夏枯草60～90克。

（三）远志配石菖蒲

1. 伍用体会

远志芳香清冽，辛温行散，宁心安神，散郁化痰；石菖蒲辛散温通，利气通窍，辟浊化湿，理气化痰，活血止痛。远志通于肾交于心，石菖蒲开窍启闭宁神。二药伍用，通心窍，交心肾，益肾健脑聪智，开窍启闭、宁神之力增强。远志、石菖蒲伍用，名曰远志汤，出自《圣济总录》，用于治疗久心痛。杨志敏教授常用此二药于失眠、焦虑、抑郁、神经衰弱患者，对心神不宁、夜寐欠酣、心烦意乱、思维迟缓、记忆力下降、头昏沉等症均有对症之效。

2. 膏方中常用量

炙远志45～60克，石菖蒲60～90克。

（四）龙骨配牡蛎

1. 伍用体会

龙骨质体重坠，为化石，功专平肝潜阳，镇静安神，敛汗固精，止血涩肠，生肌敛疮；牡蛎质体沉重，为贝壳，功擅敛阴潜阳，涩精，止汗，化痰，软坚。二药伍用，相互促进，益阴潜阳，镇静安神，软坚散结，涩精，止血，止带之力增强。龙骨于益阴之中能潜上越之浮阳，牡蛎于益阴之中能摄下陷之沉阳，故常两药伍用。

2. 膏方中常用量

牡蛎150～300克，龙骨150～300克。

（五）肉桂配黄连

1. 伍用体会

肉桂温营血，助气化，通血脉，散寒凝；黄连清热燥湿，泻火解毒。肉桂温热，擅长和心血，补命火；黄连苦寒，善于清心热，泻心火。二药伍用，寒热并用，相辅相成，并有泻南补北，交通心肾之妙用。黄连、肉桂伍用，名曰交泰丸，出自《韩氏医通》，可用于治疗心肾不交、惊悸失眠等症。汪春圃《纯粹医案》中提及用此方治疗不寐症者，患者昼夜不能寐，诸药不效，汪诊其脉，左寸浮洪，两尺沉细，知属阴亏阳盛，于是仿《灵枢》之秫米半夏汤法，予以此方徐徐温服。杨志敏教授常用此方治疗具有眠浅、多梦、心悸、心烦症状的失眠、神经衰弱患者。

2．膏方中常用量

肉桂30～45克，黄连30～45克。

（六）黄连配阿胶

1．伍用体会

黄连清热燥湿，泻火解毒；阿胶补血止血，育阴润燥。黄连苦寒，以泻为主；阿胶甘平，以补为要，二药相合为用，一清一补，一泻一补，养阴清热，安眠、止痢。黄连、阿胶伍用，出自《伤寒论》之黄连阿胶汤。治阴虚火旺而致的心烦，失眠，舌红苔燥，脉细数。

2．膏方中常用量

黄连30～45克，阿胶60～150克。

（七）桔梗配牛膝

1．伍用体会

桔梗色白得肺气之质，味辛得肺金之用，辛者主升，常用作舟楫之剂。牛膝味苦，苦者主降。两药配伍，辛开苦泄，一升一降，降已而还升，具有开滞消痹、宣展气机之功。

2．膏方中常用量

桔梗60～90克，牛膝60～90克。

（八）桂枝配甘草

1．伍用体会

桂枝辛甘而温，温通心阳；炙甘草补益心气，利血脉。桂枝配甘草是最原始的治疗心悸药对。《伤寒论》有桂枝甘草汤，“治发汗过多，其人叉手自冒心，心下悸，欲得按者”。发汗过多，外亡其液，内虚其气，气液两伤，中空无倚，心下惕惕然不能自主，以叉手冒心来形容欲得按，是自求庇护之状。投以桂枝、甘草补阳以缓急，生津而摄气。治疗心悸的炙甘草汤亦本于此二味药，是治疗脉结代的要方。程知注解：“曰脉结代，心动悸，则是血虚而真气不相续也，故峻补其阴以生血，更通其阳以散寒，无阳则无以给摄微阴。”其意甚明。

2．膏方中常用量

桂枝60～90克，甘草45～60克。

（九）女贞子配墨旱莲

1．伍用体会

女贞子冬至之日采，墨旱莲夏至之日收。二药伍用，有交通季节，顺应阴阳之妙用。二药均入肝、肾两经，相须为用，补肝肾、强筋骨、清虚热、凉血止血、乌发黑发之力增强。

2．膏方中常用量

女贞子90～150克，墨旱莲90～150克。

（十）生地黄、熟地黄配砂仁

1．伍用体会

地黄味厚气薄，滋阴清热，养血润燥，凉血止血，生津止渴；砂仁辛散温通，醒脾和胃，健胃止呕，行气止痛，温脾止泻，理气安胎。制膏时二药伍用，一补一通，既可避免地黄过于滋腻碍脾，又可达到脾肾同调之效。

2．膏方中常用量

生地黄、熟地黄共150～240克，砂仁30～60克。

（十一）当归配肉苁蓉

1．伍用体会

当归质润而多油，养血润燥，润肠通便；肉苁蓉温而不燥，补而不峻，偏于温润，滋肾润燥，滑肠通便。两药伍用，相互促进，养血润燥，滑肠通便之力增强，凡老年人，体弱者，妇人产后津液不足、血虚肠燥，大便秘结者均宜使用。

2．膏方中常用量

当归90～150克，肉苁蓉90～240克。

（十二）淫羊藿配当归

1．伍用体会

淫羊藿辛香甘温，补肾助阳，强壮健身，祛湿散寒，活筋通络。当归性柔而润，补血调经，活血止痛，祛瘀消肿，润燥滑肠。两药伍用，可增强养血活筋通络之力。

2．膏方中常用量

淫羊藿90～240克，当归90～150克。

（十三）丹参配蒲黄

1．伍用体会

丹参活血化瘀，祛瘀生新，消肿止痛，养血安神；蒲黄辛香行散，性凉而利，专入血分，功善凉血止血，活血消瘀；两药伍用，凉血活血、止血消瘀之力增强，善治瘀血诸疾。

2．膏方中常用量

丹参90～240克，蒲黄60～90克。

第六节 岭南膏方的特点

杨志敏教授师承颜老，遵经重典，早期以颜老的学术思想为内核，后结合自身多年临证经验，逐渐形成以“一气周流、左升右降、中气斡旋”的圆运动学术思想为基础，融颜老、邓老（邓铁涛）、李老（李可）、张老（张学文）等名家特色于一炉，注重年运的变化、生活地域的差异、体质的偏颇、心理状态的差异、生活方式不同等因素对人体的影响，使个性化膏方处方更加有理有据。

杨志敏教授长期致力于岭南膏方的运用及推广，其根据岭南独特的地域气候和个体体质状态，所形成的膏方组方配伍思想和临床运用有其鲜明特色。

一、岭南人群的体质特点

岭南属“地不满”“气泄于外”的东南；此地域暖热丰富、炎热与潮湿相伴等特有的风土气候对岭南人群的肤色、体格、精力、性格、禀赋、饮食、行为等方面都有着深刻的影响，进而形成岭南人群独特的体质特点。

1．脾胃亏虚

明代郑全望言：“发瘴之地，其地多山，其土卑薄。方其晴明，天气热蒸，地下生水；及其阴雨，地下多湿。人生其间，常履于湿土之上。经曰谷气通于脾，湿伤脾内，故脾胃之虚，多由阳气浮于上，阴湿之气伤于下而然，非若内伤之主于饮食劳倦也。”人居其间，易出现以四肢倦怠、脘腹胀满、疲劳气短、胃纳不佳、小便黄短、大便黏腻等脾（胃）虚湿（热）盛的病理状态。

2．上盛下虚，外热内寒

《素问・阴阳应象大论》曰：“天不足西北，故西北方阴也……地不满东南，故东南方阳也……东方阳也，阳者其精并于上，并于上则上明而下虚……西方阴也，阴者其精并于下，并于下则下盛而上虚。”《岭南卫生方》提及：“阴湿既盛，则使人下体多冷，阴不上腾，常沉而下，故病者多腰膝重疼腿足寒厥。”

3．本气不足

《素问·五常政大论》曰：“高下之理，地势使然也。崇高则阴气治之，污下则阳气治之，阳胜者先天，阴胜者后天，此地理之常，生化之道也。……高者其气寿，下者其气夭。”《岭外代答》道：“人生其间，率皆半羸而不耐作苦……皆风气使然也。”

4．气易外泄

张景岳《类经》中指出：“西北气寒，气固于外，则热郁于内，故宜散其外寒，清其内热。东南气热，气泄于外，则寒生于中，故宜收其外泄，温其中寒。此其为病则同，而治则有异也。”

5．易受外湿，内生痰湿

南方一域，日照时长，气候炎热，为阳热充足之地，地势低洼，湿度较大，为雾露所聚之域。《岭南卫生方》中描述为：“岭南既号炎方，而又濒海，地卑而土薄。炎方土薄，故阳燠之气常泄；濒海地卑，故阴湿之气常盛。”

6．虚阳浮越

《岭南卫生方》中述：“阳燠既泄，则使人本气不坚，阳不下降，常浮而上，故病者多上脘郁闷，胸中虚烦。”古人认为，人体阳热（气）长期处于发散难藏的状态，则容易使人元气不固，阳热疏于潜降则浮越在上，因此人们多有胸闷心烦、上腹胀满等不适。

依据上述六大体质特点，从扶助正气、增强体质的角度而言，岭南人适合吃膏方，可助健运脾胃，收藏阳气。

二、岭南膏方的治疗特点

岭南膏方是膏方学者结合岭南文化与地域气候、疾病谱、人群体质情况、地方用药特点，因人、因时、因地制宜变通与运用的产物，其在理论体系、诊治特色、用药配伍、糖胶用量、制作包装等方面既具有岭南特色又具有相对完整的学术体系。杨志敏教授历经多年的临床经验，不断凝练学术思想并探索其在膏方防病治病中的应用。

1．辨阴阳虚实，脏腑定位

“阳盛则阴衰，阴盛则阳衰。故见阳衰之证即须推其何以阳衰，阴衰之证即须推其何以阴衰。”故膏方调治首要“识消长之机”，辨清阴阳虚实的情况。依据对症状的分析，确定主要病变脏腑，既做到“定位”诊断，又重视脏腑之间的相互影响，用五行生克学说辨别脏腑传变。

2．辨气血津液，真假寒热

从气、血、津、液多个层面辨明寒、热、虚、实等病证性质，即做出“定性”诊断。岭南人群易出现里虚外热、上热下虚、肝旺脾虚、肾虚虚阳外越等寒热错杂之证，尤需详细明辨。

3．辨气机升降，枢转中轴

阳气的升降出入、升浮降沉是人体气化活动的动力源泉，在生理情况下，脾胃中焦为轴，中气枢转，以生四象，《四圣心源》曰：“脾升则肾肝亦升，故水土不郁，胃降则心肺亦降，故金火不滞。火降则水不下寒，水升则火不上热，平人下温而上清者，以中气之善运也。”

4．辨年幼长老，明两本强弱

不同年龄阶段的生理状态、所处环境和心理压力形成不同年龄层的生理病理特点，其调治应各有偏重。青年人疏肝健脾、调和气血；中年人益气健脾、调养肝肾；对于代谢紊乱、肥胖的中年人需兼顾清热化浊；老年人补肾填精、化痰祛瘀。

脾肾为人体后天及先天之本，是膏方调治的重点，故辨证时需明辨患者脾肾两脏之强弱。

三、岭南膏方的治法特点

1．气血阴阳衡为期

颜老提出“气为百病之长，血为百病之胎”“久病必有瘀，怪病必有瘀”之说，他指出气血失和是机体病变和脏腑失调的集中病理反映，疑难病证中瘀血为病尤为多见。颜老还创新性地提出了以调气活血为主的“衡法”治则，通过疏通调和气血、调整脏腑功能活动，平衡阴阳，从而祛除各种致病因素，使其从病理状态转至正常生理状态，从而达到“疏其血气，令其调达，而致平和”之目的。

杨志敏教授延续颜老的“衡法”理论，在膏方的治疗方面强调“气调血活”，且认为膏方治疗中调气尤为重要，调治时要“识相互之机”，活用气血阴阳相生相长之法，如益气不忘活血化痰、益气不忘气机升降、益气运脾化湿并用。

杨志敏教授等总结了气血“衡法”学说在膏方中的应用心得。气机失常者，其常见者有五，分别是气滞、气乱、气逆、气虚（气陷）及寒凝，据此分别提出舒畅气机法、升降气机法、降气平逆法、补气升阳法、通补阳气法。而血行失常者，其常见者也有五，分别是瘀热、寒滞、出血、络阻及痰瘀互结，也相应提出清热活血法、温经活血法、活血止血法、活血通络法、活血祛痰法。在临证应用时需根据患者证候，灵活搭配应用上述十种治法。

2．巧用六法达奇效

岭南人群脾胃亏虚、湿浊黏滞、上有虚火等特殊的体质特点，导致临证治疗上需活辨病机，灵活运用“六法”治疗。

（1）顽湿难祛：岭南人群易受外湿、内生痰湿，常用的健脾化湿、淡渗利湿之法常难奏效，杨志敏教授指出此类人群“见湿不能单利湿，可健脾温阳以达利湿”，即运用六法中的“温其气”，阳气健旺则升降出入有序，津液归其道则湿自除。

（2）峻补难见其效：岭南人群脾胃亏虚，膏方虽以调补为主，若予峻补，不但难见其效，反致脾胃壅滞。杨志敏教授指出此类人群“见虚不能单峻补，可运化枢机，枢机利则精血得生”，即“和其胃”，脾胃健运则精血生，继而达到补养之效。杨志敏教授常根据温氏奔豚汤、菟丝煎、补中益气汤、开中焦方、封髓丹、柴胡类方等订制脾胃病膏方。

（3）祛虚火易伤元气：岭南人群上焦虚火、中焦蕴湿、下焦虚寒，若以清热祛火之法恐伤及脾胃，加重中焦、下焦之患；杨志敏教授指出“脾胃健运见火不能单泻火，可温潜阳气补土以降火”，即“降其逆”，采用收涩、敛降阳气的手段，使逆乱的阳气得以归位，虚火得除。

3．健运中焦，温补脾肾

在膏方调养临证方面，杨志敏教授通过分析岭南地区人群常见体质状态的成因及特点，总结出岭南膏方的应用特点为固本培元，温补脾肾；健运中焦，调畅气机；补泻兼施，祛湿化瘀。温补脾肾常用桂附理中丸、右归丸、归肾丸、破格救心汤、温氏奔豚汤和大补元煎等。中焦运化以和胃二陈煎、参苓白术散、二术煎、平胃散和痛泻要方为主。若有虚火虚热者，常用乌梅丸、黄连阿胶汤、交泰丸、半夏泻心汤平调寒热。

根据岭南天热地湿、人群外热内虚等特点，杨志敏教授根据对患者症状的分析，从阴阳虚实、气血津液等多层次、多维度精准辨治，最后确定治疗方法，所开具的膏方、组方呈现出主次分明、层次清晰、结构严谨的特点，形成了独具岭南特色的膏方体系。

四、辨脏腑选方

杨志敏教授多年依据脏腑辨证调治岭南人群，累积了膏方中治疗失眠的一些常用经验方，其分类及总结如下。

1．养肝常用方

肝阴（血）不足：归芍地黄汤。

肝经有寒：当归四逆汤、温经汤。

2．益心常用方

心气虚：养心汤。

心阳虚：参附汤、四逆汤。

心血虚：归脾汤。

心阴虚：天王补心丹。

3．健脾常用方

脾阳虚衰：理中汤、桂附理中汤。

脾气不足：补中益气汤。

4．补肺常用方

肺气虚：补肺汤。

肺阴亏虚者：沙参麦冬汤、百合固金汤。

气阴两虚：生脉饮。

5．补肾常用方

肾气虚弱：大补元煎。

肾阳不振：金匮肾气丸、右归丸加减。

肾不纳气：人参胡桃汤、参蛤散加减。

肾阴（精）亏虚：六味地黄丸、左归丸。

肾虚水泛：真武汤、济生肾气丸。

肾虚火旺：知柏八味丸、大补阴丸。

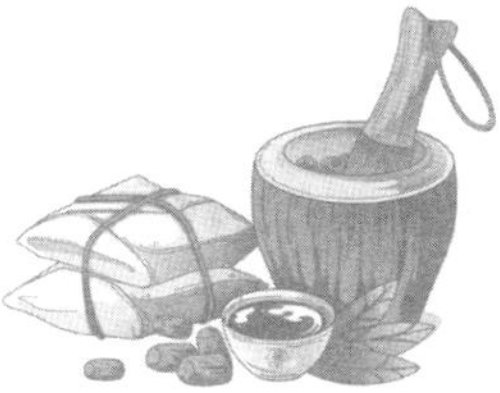

第三章

『和态六法』在睡眠障碍中的应用

本章主要是针对临床问题的解惑部分，根据学生在临床中遇到的情况拟定问题，由杨志敏教授进行解惑。

一、“和态六法”中的阴阳之论

弟子问：我们读的中医经典著作都强调阳气的重要性，如《黄帝内经》中“阳气者，若天与日，失其所则折寿而不彰”“凡阴阳之要，阳密乃固”“阳强不能密，阴气乃绝”“阴静阳躁”等强调以阳为主的记载，似乎阴精显得不那么重要?

杨志敏教授答：中医倡导“阳主阴从”，但并非只是强调“阳”重要、“阴”不重要，“阳主”还需要“阴从”。“相火之下，水气承之”“君火之下，阴精承之”，阳气主之，仍然需要阴精从之，“固其精”，通过增加阴精、阴血、津液，来达到濡养、润降、潜藏阳气的目的，使阳气不成为“无制之火”（即“龙雷火”“虚火”），亦即张景岳所言“善补阳者，必于阴中求阳，则阳得阴助而生化无穷”之理。

弟子问：阳气在人体的生理及病理中是如何体现的呢?

杨志敏教授答：阳气在人身升降出入，能和谐有序、周流不息，阳气所到，则五脏安和、骨正筋柔、人体无病。如阳气升降出入逆乱，一则阳气有所不到，则如恩师李可老中医常说：“人身各处，但凡一处阳气不到便是病。”二则阳气或上逆为火，或下陷为寒，或横逆为滞，但凡见到阳气，同样是病。《灵枢·五乱》中云：“清气在阴，浊气在阳，营气顺脉，卫气逆行，清浊相干，乱于胸中，是谓大悗。故气乱于心，则烦心密嘿，俯首静伏；乱于肺，则俯仰喘喝，接手以呼；乱于肠胃，则为霍乱；乱于臂胫，则为四厥；乱于头，则为厥逆，头重眩仆。”即是阳气逆乱之象。

弟子问：如何才能维持人体阳气升降出入有序？

杨志敏教授答：《圆运动的古中医学》中有“中气如轴，四维如轮。轴运轮行，轮运轴灵。轴则旋转于内，轮则升降于外”一说，这说明把握升降出入的关键，首要在中气，而维持中气之关键，在于“和其胃”，即“运轴以行轮之法”；对于阳气上逆、下陷、横逆者，施以“降其逆”“升其陷”“通其滞”等方法，即“运轮以复轴之法”。

二、固其精

弟子问：临床上慢性失眠的患者为何常伴随多种躯体及精神症状，如何用中医理论来理解这些状况？

杨志敏教授答：慢性失眠患者常为“精不足”者，虚于精者，人体健康的和态将会失衡，“足于精者，百疾不生，穷于精者，万邪蜂起”。精不足者，多有容颜憔悴、外形崩塌的形象，常有免疫力紊乱、低下的表现，以感冒、咽痛、口疮、咳嗽等呼吸道炎症反复发作为主诉就诊，偶感外邪、饮食不节等摄生不慎时便诱发相应不适；精不足者，常出现躯体感觉异常的表现，常以怕冷怕风、寒热往来、肢体疼痛、疲劳困重等作为主诉就诊。以不寐为主诉就诊者，常有情绪与调适能力障碍，多以紧张不安、心情低落、烦躁易怒为主要表现，常伴有记忆力下降、注意力难以集中、躯体疼痛等症状。

弟子问：精不足，是否常用补肾之法？

杨志敏教授答：非也。五脏六腑、表里内外均有精不足之时，皆有需要使用固法的机宜。《景岳全书》云："固方之制，固其泄也。如久嗽为喘，而气泄于上者，宜固其肺。久遗成淋，而精脱于下者，宜固其肾。小便失禁者，宜固其膀胱。大便不禁者，宜固其肠脏。汗泄不止者，宜固其皮毛。血泄不止者，宜固其营卫。凡因寒而泄者，当固之以热；因热而泄者，当固之以寒。总之，在上者在表者，皆宜固气，气主在肺也；在下者在里者，皆宜固精，精主在肾也。"

弟子问：中药中补肾固精之方多达数十种，如何选用于膏方之中？

杨志敏教授答：菟丝煎、固阴煎等方剂作为固其精法的代表方药，常在膏滋中作为君方起到应对主证的作用，对以疲劳、失眠、月经不调、胃肠功能紊乱、频繁感冒为所急所苦者，多能缓缓养之。补肾中之阴精者可选用六味地黄汤为主方，补肝肾之精者可选用杞菊地黄丸，补肾中之阳者可选用菟丝煎、大补元煎。

枸杞子、菟丝子、补骨脂、淫羊藿（肾四味）、巴戟天、杜仲、骨碎补、川续断、仙茅、沙苑子（肾十味）为李可老中医所推崇，上述诸味入肝肾，药性平和，温而不燥，润而不腻，益肾精，鼓肾气，温阳无桂附之弊，滋阴无熟地黄之弊。妙用"肾十味"，合乎张景岳"善补阳者，必于阴中求阳，则阳得阴助，而生化无穷；善补阴者，必于阳中求阴，则阴得阳升，而源泉不竭”之言，随证加减，多有佳效。

三、温其气

弟子问：气不足如何影响人之寤寐行为？

杨志敏教授答：《灵枢·营卫生会》提及“黄帝曰：老人之不夜瞑者，何气使然？少壮之人，不昼瞑者，何气使然？岐伯答曰：壮者之气血盛，其肌肉滑，气道通，营卫之行，不失其常，故昼精而夜瞑。老者之气血衰，其肌肉枯，气道涩，五脏之气相搏，其营气衰少而卫气内伐，故昼不精，夜不瞑”。人身之气有营卫之说，出入营卫分间而有寤寐行为，失常则影响人体觉醒与睡眠。

弟子问：不寐患者除入睡困难、易醒等不适外，常有焦虑、抑郁、忧思、激惹等情绪障碍，老师并不从常见的疏肝理气、行气活血、滋阴清热等角度论治，而患者临床疗效快捷且持续性更持久，请问您的考虑及方向是什么？

杨志敏教授答：不寐久病难愈者，常处于“昼不精夜不寐”的状态，治疗上可运用“昼精夜瞑”的理论来指导该类患者的治疗。治疗切入点应为改善患者“昼不精”的状态，即提高患者的白天功能状态，提升患者白天的阳气，以调和气机，促进人体精血化生，恢复患者的昼夜节律。以“温其气”、暖肝肾为法，以四逆合桂枝甘草龙骨牡蛎汤、当归四逆汤、温氏奔豚汤等方药为用，患者在服药早期感受到精力、感知觉、记忆、思维、意志、情绪及体力有所恢复，逐渐重塑“昼精”状态，气的升发得以再次驱动，经数个疗程后，患者逐渐在子时前后具有睡意，且有优质的睡眠质量，使气的沉降更到位。

弟子问：这类患者有哪些特征性的临床表现？

杨志敏教授答：“温其气”法适用于病机为肝、肾、脾三脏的阳气亏虚不升，肾阳亏虚不能温煦肝木的升发，则肝阳不升；肾阳亏虚不能温煦脾阳，则脾失运化，阳不升则阴难降；症见形寒、情绪低落抑郁、不耐疲劳、烦躁焦虑、口干不欲饮、便溏或便秘、脉沉细、舌淡胖。

弟子问：四逆合桂枝甘草龙骨牡蛎汤及温氏奔豚汤都可用于阳气亏虚不升的失眠患者，两方的特点及区别在哪里？

杨志敏教授答：四逆合桂枝甘草龙骨牡蛎汤适合治疗阳气亏虚不升，不升则不降的失眠患者。病机主要是肝、肾、脾三脏的阳气亏虚不升。

温氏奔豚汤适合治疗肾精亏虚、上盛下虚的失眠患者。此病机为肾精亏虚，肾阳不能温煦脏腑，寒湿停滞，清阳不升则浊阴不降，导致上盛下虚，圆运动失于平衡，上重下轻、寒湿阻滞则转动不利，阴阳不交，导致不寐。此类患者常伴有以下典型特征：以中老年人居多，病史较长，头晕倦怠，健忘，脸色晦暗，黑眼圈，口腔溃疡，倦怠乏力，畏寒肢冷，腰膝酸软，舌淡暗或嫩，脉沉细。

弟子问：如何在慢性失眠患者的膏方中使用“温其气”之法？

杨志敏教授答：需要辨明其“气”之不同。“温其气”所指乃肾气、胃气及卫气。温肾气者可选用金匮肾气丸、四逆汤、芪芍四逆当归汤；温胃气者可选用生姜甘草汤、桂枝人参汤、理中汤；温卫外之气者可选用桂枝汤类方、玉屏风散。

四、升其陷

弟子问：如何判断患者的症状是源于阳气下陷之病机呢？

杨志敏教授答：阳气下陷而出现的症状，有两个明显特征：一为症状多在活动或言语后加重。《素问·举痛论》言：“劳则气耗，劳则喘息汗出，外内皆越，故气耗矣。”活动或言语均消耗人体气血，导致阳气进一步下陷，症状更为突出。二为多伴有双目无神、睁眼无力、精神低落、郁郁寡欢，《黄帝内经》中就有“五脏六腑之精气，皆上注于目而为之精。……目者，五脏六腑之精也，营卫魂魄之所常营也，神气之所生也。故神劳则魂魄散，志意乱。……目者，心使也。心者，神之舍也，故神精乱而不转”的记载。双目为心之使，而心又是“神之舍”，通过望目，就能知道人体“神”的状态：阳气下陷，则五脏六腑之精、营卫魂魄之所营、神气之所生，不能上注于目，则见双目无神、睁眼无力，同时可见情绪低落、郁郁寡欢等心神失养症状。

弟子问：对于阳气下陷者，补土派常以补气升阳之法治之，而扶阳派常以温阳之法治，临证上该如何选用？

杨志敏教授答：病情轻浅者，可以应用李东垣常用之升麻、柴胡、熟地黄、巴戟天，以升举阳气、升发少阳春生之令，代表方除李东垣的补脾胃泻阴火升阳汤、升阳除湿防风汤、补中益气汤、升阳散火汤等一系列方剂以外，张锡纯的升陷汤、来复汤，喻嘉言的败毒散，张景岳的补阴益气煎等，都是常用的"风药"代表方。同时，能补气升阳、托疮生肌的黄芪，以及能发汗解表、温通经脉、通阳化气的桂枝，两者兼具"温其气"和"升其陷"的作用，也都是常用的升陷药物，桂枝汤、黄芪桂枝五物汤、防己黄芪汤等，都是桂枝和黄芪升陷的代表方。

阳气下陷甚者，"肝木下陷，陷则生寒"，需要使用吴茱萸、葱白、细辛、桂枝等温阳散寒、破阴解凝，必要时再搭配干姜、附子、肉桂等药物温养阳气，加强升陷之力。需要注意的是，上述药物使用时往往需要搭配"固其精"的治法，选择搭配一两味、少量的人参、沙参、五味子等益气生津药物或熟地黄、巴戟天等补益肝肾之品，使提升阳气之营血、津液、阴精能相应跟上，可避免舌燥、口干、心悸等阳气升提过快而出现的提脱之象。

弟子问：阳气不足、阳气下陷者，如何选用方药？

杨志敏教授答：中气虚损者选用桂枝人参汤、桂枝新加汤、前胡建中汤；气阴不足者选用补中益气丸、补阴益气煎；气陷者选用芪芍桂附归芎汤、温氏奔豚汤；因肝血寒而致气陷则可选用温经汤、当归四逆汤。

弟子问：纵观临床上患者的病情，服用汤药后刻下症状改善明显，而一段时间过后常有反复者，原因为何？

杨志敏教授答：对于病情轻浅者，往往运用汤剂后可应手而瘥。然而这类不适的产生往往与生活习惯、压力等因素相关，往往难以彻底纠正，停药后又再出现异常，故在汤剂调治后，常用膏方调治收功，如此可以使疗效更为持久，且病情不易反复。对于阳气下陷日久、病情深重者，往往多伴阳气虚损或气郁、水停、血瘀、寒凝等兼夹情况，此时根据下陷程度及兼夹状态，灵活运用“升其陷”结合“温其气”“通其滞”等法，运用膏方缓图，往往可取得意想不到的效果。

五、降其逆

弟子问：气逆之症状繁杂且多变，是否有统一之根本？

杨志敏教授答：气逆之根本，在于阳气升发太过而上冲上逆；而“气有余便是火”，气逆之余，素体阳气旺盛或营血、津液不足者，易于变生各种火热冲逆；“阳主阴从”“气为血之帅”，而津液和营血又同源于水谷精微，气逆则伴有津液、营血的运行异常。故而阳气上逆，因个体的不同差异，最终表现为人体水、火、气、血的失衡、上冲，故临床所见症状繁杂。

在辨证用方上，需同时明辨其水火异常，因水而逆者可选用苓桂术甘汤，因寒而逆者可选用桂枝加龙骨牡蛎汤，因火而逆者可选用枳实栀子豉汤、芍药甘草汤等。

弟子问：老师刚刚提到气逆的根本为阳气升发太过而上冲上逆，是否可以依据其阳性的变化及兼夹不同以确定治疗方法？

杨志敏教授答：可以这样理解。单纯阳气上逆、无他证兼夹者，多表现为咽喉不适、干咳、呃逆、恶心、头胀、胸闷、颜面潮红，易上火表现为咽痛、口腔溃疡、牙龈肿痛等以体表或人体上部的火热证候，多以乌梅、五味子、白芍等酸收降逆，或以枳壳、大腹皮、代赭石等理气降逆，或以牡蛎、龙骨、磁石、石决明等重镇降逆，或以桑叶、枇杷叶、桑白皮等润燥降逆，代表方如枳实栀子豉汤、芍药甘草汤、旋覆代赭汤、枳实芍药散、枳实薤白桂枝汤、乌梅冰糖水、生脉散、清燥救肺汤等。其属水逆者可选用苓桂术甘汤、五苓散；属寒逆者则可选用小破格救心汤、桂枝加龙骨牡蛎汤；属寒热错杂者可选用乌梅丸、二仙汤。

阳气进一步上逆，火热之象突出者，可予天麻、钩藤、菊花等清解宣散郁热，或予瓜蒌、浙贝母、栀子等清热泻火散结，或予黄连、黄芩、大黄等苦寒之品直折其火，代表方如天麻钩藤饮、侯氏黑散、大黄黄连泻心汤、黄芩汤、知柏地黄丸、竹叶石膏汤、黄芪竹叶汤、承气类方。

对于阳气上逆伴有水、血异常而表现为水逆、血逆者，往往在降其逆的基础上结合通其滞之法。对于水逆者，常搭配杏仁、茯苓、白术、陈皮、滑石等；对于血逆者，常搭配桃仁、桂枝、赤芍、茅根、牡丹皮、泽兰、牛膝等。

弟子问：降逆之法与清热降火之法有何区别？

杨志敏教授答：岭南人群存在“上焦多浮热、中虚多湿蕴、下元多虚寒”的体质共性，清热降火治法，往往导致中虚下寒更为突出，而针对中虚下寒运用温补之法，又容易加重上热。降其逆之法可使阳气归位，恰好避免上火之弊。在开膏时常用到该法则。

使用降逆之法的同时需要搭配和其胃之法。恩师李老常强调先后天两本——“火生土，土伏火”，“土伏火”即后天胃气（中气）乃先天肾气之根，生命之延续全赖中气之滋养、灌溉，土能生万物，无土不成世界。逆上之阳气归位后，配合和其胃之法，厚土伏火，火土相生，脾胃中轴健旺，四维枢转灵运，阳气升降出入恢复和态，则可保安康。

六、通其滞

弟子问：慢性失眠患者的治法以补益为主，似乎很少使用“通”法?

杨志敏教授答：非也。中医从《黄帝内经》开始就讲求“通”法。《黄帝内经》针对厥气客于五脏六腑而阳气不得入于阴的“目不瞑”，提出“补其不足，泻其有余，调其虚实，以通其道，而去其邪”的治法以及“饮以半夏汤一剂”的方药，使“决渎壅塞，经络大通，阴阳和得”“阴阳已通，其卧立至”，此乃人体以通为要的理念。在治则上，《黄帝内经》提出了“和气之方，必通阴阳”“谨守病机，各司其属……必先五胜，疏其血气，令其调达，而致和平”。

慢性失眠患者久病常见气机不化，阳气不通，气血津液瘀滞，气火与痰瘀交织，便如油入面，胶结难解，久久难攻。临床用药上气滞者可选桔梗、枳壳、郁金、佛手，处方可选用小柴胡汤、逍遥散；血滞者可予丹参、赤芍、当归，处方可选用血府逐瘀汤、丹参饮、桃核承气汤；水滞者可用桂枝、茯苓、半夏，处方可用小前胡汤、五苓散、前胡苓桂术甘汤；火滞者郁而达之，可予柴胡、薄荷、桑叶等，处方可选丹栀逍遥散、越鞠丸、枳实栀子豉汤；痰滞者可选苍术、青皮、陈皮，处方可选开中焦方、橘皮竹茹汤、橘皮半夏汤；食滞者可用麦芽、谷芽、山楂、神曲，处方可选四逆散、柴胡加防风白术散。上述皆为“通”法及其用药明细。

弟子问：何以现代失眠患者常出现阳气不通的表现呢？

杨志敏教授答：现代人饮食上嗜食生冷之品、煎炸油腻之品、海鲜鱼虾，作息上日夜颠倒、熬夜劳作或娱乐，起居上久居室内、少见阳光、好坐懒动。诸种不良习惯，容易导致阳气停滞不通，气郁、火结、水停、血瘀夹杂的情况并不少见。

弟子问：何以老师每料膏方处方中必用理气通滞之品？

杨志敏教授答：若膏方组方以参茸贵细之品堆砌，服用膏方后容易见咽痛、腹胀、便秘、口干口苦、口腔溃疡等不适。先师国医大师颜老在开具膏方的过程中，提出动静结合、通补相兼的膏方组成原则。“人参杀人无过，大黄救人无功”，膏方之妙并不在一味蛮补、呆补，让失衡之阳气得以温养、补充、升降出入如常，才能真正有益于人体。故膏方处方中常加入谷芽、麦芽、神曲、山楂、桔梗、枳壳等健脾理气之品。

弟子问：老师虽每料膏方处方中都含有理气通滞之品，但其使用不尽相同，其中考量为何呢？

杨志敏教授答：对于平素体质较好、不易上火者，膏方中稍加理气通滞之品，并酌加和其胃之品即可；对于体质虚弱者，需要温其气、固其精，然而又不耐温补者，大多伴有气郁、火结、水停、血瘀等不通之证，可依据情况选择相应方药。气郁者可加佛手、郁金；火结者可选栀子、升麻、赤芍；水停者可用法半夏、枳壳；血瘀者则可选山楂、丹参、蒲黄等。需要注意的是，通其滞中所用的药物，味多苦、辛、咸，口感较差，易伤脾胃，使用的同时需要搭配和其胃之品，且通其滞之药物剂量，不宜超过全方剂量的一半。

七、和其胃

弟子问：老师临证时经常会强调中土及脾胃的重要性，中土与脾胃有何不同？

杨志敏教授答：“五脏者，皆禀气于胃；胃者，五脏之本也。”调养脏腑功能，首要健运脾胃。现代人多工作劳累、饮食不节、思虑过多，劳倦、饱食、思虑均可导致胃气受损，和其胃是需要贯彻始终的不可忽视的原则。在睡眠疾病中，“胃不和则卧不安”，虽言胃，但实际上包含脾、土气、中气、中轴等内涵。

弟子问：脾胃为后天之本，肾精为先天之精，治疗时孰轻孰重？

杨志敏教授答：脾胃位于中焦，为人体的后天之本，为全身气化之动力源泉，也为气机升降运动的枢纽，《医学求是》云："脾为阴土而升于阳，胃为阳土而降于阴。土位中而火上水下，左木右金。左主乎升，右主乎降。五行之升降，以气不以质也。而升降的权衡又在中气。……故中气旺，则脾升而胃降，四象得以轮转；中气败则四象失其所行，因脾郁而胃逆也。"朱丹溪在《丹溪心法·鼓胀》中指出："饮食入胃，游溢精之德，而有乾健之运，故能使心肺之阳降，肾肝之阴升，而成天地交之泰，是为无病。"肾为先天之本，为生命之主宰，内寄命门真火（肾气、元气、元阳），为生命的原动力，五脏精气的源泉。故五脏之伤，穷必及肾，肾气败亡则生命终结。故凡治病，皆当首先顾护脾肾元气，勿使损伤。若已损伤，则亟亟固脱救肾，醒脾救胃，使胃气来复，患者才有生机。

弟子问：老师的每料膏方均配有调治脾胃之品，然细究之下，其用法及用药常各有异，是否有规律可循？

杨志敏教授答："和其胃"顾名思义，需明辨"胃"。胃首分虚实，胃虚又分气虚、津虚、虚热、虚寒；胃气虚可选生姜甘草汤；胃津虚可选调胃承气汤、白虎人参汤、竹叶石膏汤；胃虚热可选麦门冬汤；胃虚寒可选外台茯苓饮、甘草干姜汤、四逆汤。胃实又分胃气实、胃气逆及胃强脾弱；胃气实可选大承气汤、小承气汤、调胃承气汤、葛根芩连汤；胃气逆可选旋覆代赭汤；而胃强脾弱则可选泻心类方。

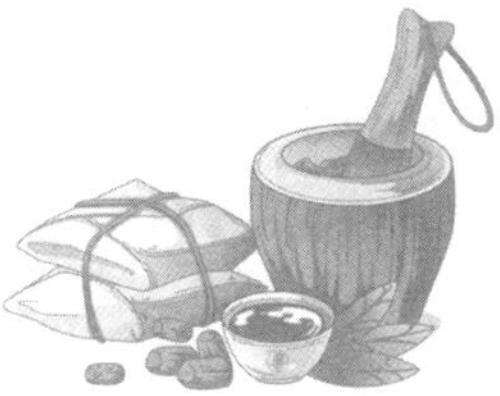

第四章

从肝论治失眠医案

第一节 从肝论治失眠思路

肝为刚脏，主疏泄，喜条达而恶抑郁，内寄相火，主升主动。常表现为肝气升动太过的病理变化，如肝气上逆、肝火上炎、肝阳上亢和肝风内动等。肝主升发，具有升举阳气以启迪诸脏、升发阳气以调畅气机的作用，以升泄太过为多见，临床多表现为肝郁气滞、肝气上逆的病理变化。同时肝主藏血，以血为用，容易出现受寒情况，表现为肝经寒、肝血寒。也因为厥阴在厥热胜复之际，容易出现寒热错杂之证。

本书列举肝脏常见的几个证型的膏方使用经验，望有助于后学者。

1．寒热错杂证

寒热错杂证患者临床表现为真热真寒症状，且下半夜症状加重，脉弦，按之沉软无力，或脉弦细。用乌梅丸加减，温脏清热。若寒象突出，加大附子、干姜用量，变成以温肝、肾之寒为主。若热像突出，则加大黄连、黄柏用量，变成以清肝热为主。

2．肝经寒证

肝经寒证患者的肝经循行位置，出现皮疹，疼痛，瘙痒，麻木，情绪低落，情绪焦虑，痛经，月经期发热，消瘦，四肢怕冷，月经有血块，经期或经前头痛，宜采用当归四逆汤加减温肝木、养血脉、补肝肾。若其有陈寒痼冷，并且结于经络及脏腑，可另加吴茱萸、生姜宣泄苦降，温中下气，直达手足厥阴经之脏腑。

3. 肝血寒证

肝血寒证患者具有虚、寒、瘀、热的病证特点。采用温经汤加减温经散寒，活血祛瘀。常佐以补骨脂、淫羊藿、菟丝子（肾三味）、熟附子、巴戟天作为佐方加强扶元阳、暖下元、温气血、温肾助阳之功。

4. 肝阳上亢证

肝阳上亢证患者表现为难以入睡，噩梦纷扰，眠浅易醒，醒后难以入睡，白天精神状态尚可，但伴有头晕、头痛，甚至肢体震颤、耳鸣、口干口渴、舌红苔黄、脉弦数，宜采用天麻钩藤饮加减平肝潜阳。但由于此方滋肝肾之阴作用不足，常用恐损害阴液，故常用需佐以补肝肾之药，如熟地黄、枸杞子、麦冬等；建中之力也不足，素体脾虚或久用之人，需加入党参、茯苓、白术、干姜等中药健脾益气，固守中焦。

第二节 寒热错杂证失眠临证验案解析

一、寒热错杂证失眠医案

B小姐，女，66岁，丁酉年小雪定膏。

1951年出生，辛水不足，阳明燥金司天，少阴君火在泉；主气少阴君火，客气少阳相火。先天肾水不足，并火热燥太过，年过五旬后，肝肾失养，渐发失眠诸疾，迄今十载有余，困扰不堪。现症见：入睡困难，眠浅梦多，夜寐时足心发热，夜尿频数，日间神萎乏力，双目干涩，口咽干燥，饮不解渴，皮肤干燥，易于感冒，不耐寒热，督脉怕风，纳差胃胀，嗳气反酸，大便尚调，偶有便血，平素血压偏低，鼻衄病史，脉细弦，尺弱，舌淡红，苔中根白腻、有裂纹。诸症不适，皆由上盛下虚，水浅不养龙，火热离位上奔所致。当滋水涵木，宣化中州，以祛病延年，达益寿安康。

1. 处方

生晒参150克（另煎冲）	乌梅150克	细辛45克
肉桂45克	生地黄150克	熟地黄150克
黄柏45克	知母60克	盐巴戟天120克
当归90克	白芍90克	仙鹤草150克

桑叶90克	北沙参120克	麦冬90克
百合150克	炒酸枣仁120克	蜜远志60克
五味子60克	山药180克	盐菟丝子90克
黄连30克	法半夏90克	玄参90克
狗脊90克	干姜60克	防风60克
陈皮60克	牡蛎150克	茯苓150克
白术90克	川芎90克	丹参150克
郁金90克	檀香30克	仙茅90克
淫羊藿90克	女贞子90克	

2．煎服法

上味浓煎去渣取汁，文火熬糊，入鹿角胶60克、阿胶60克、龟版胶60克、白冰糖250克，熔化收膏，每天早晨以沸水冲服一匙。

3．医案思路

杨志敏教授在临床上善于使用“辨时”进行处方用药。厥阴的厥有“极”“尽”之意，是“两阴交尽也”，故厥阴为六经之中最深也。故病至厥阴，两阴交尽，可由阴转阳，一阳初生，也可出现阴阳之气不相交接，形成死证。故在《伤寒论》中很多死证在厥阴而不是少阴。在阴阳转换之时，阴阳相争，动荡不已，非常容易出现寒热错杂、胜复的各种见证。若厥阴寒极则有四肢厥逆、畏冷等寒性症状；肝寒极尽，则相火郁极而发，此时临床便容易出现多种热证的表现。如《医宗金鉴》所言：“厥阴者，为阴尽阳生之藏，邪至其经，从阴化寒，从阳化热，故其为病，阴阳错杂，寒热混淆。”

著名中医学家刘渡舟教授说："凡临床见到的肝热脾寒，或上热下寒，寒是真寒，热是真热，又迥非少阴之格阳、戴阳可比，皆应归属于厥阴病而求其治法。"他明确指出了厥阴病的病机要点为"热为真热，寒为真寒"。

除此之外，《伤寒论》中有关六经欲解时，厥阴病是"从丑至卯上"。1:00—5:00，阴阳相争最激烈，最容易出现症状加重的情况。因此，厥阴病有部分病症在下半夜出现或加重的特点，反映在失眠患者中，则表现为早醒或眠浅，此患者"夜寐时足心发热"可资佐证。

"乙葵同源"。厥阴主风属木，木气的升发依赖肾水的滋养。风木疏发不利，多责之于肾水。如《临证指南医案·肝风》所说："肝为风木之脏，因有相火内寄，体阴用阳，其性刚，主动主升，全赖肾水以涵之，血液以濡之。"从原文可见，患者诸症不适，皆由上盛下虚，水浅不养龙，火热离位上奔，当滋水涵木，宣化中州，离火自归。

"急则治其标"，患者以"失眠、夜寐时足心发热"为主诉，急需改善症状为要，故杨志敏教授以二仙汤加菟丝煎加引火汤作为君方，补肾益精、滋水涵木，辅助乌梅丸作为臣方平调寒热。柯韵伯曰："乌梅丸为厥阴之主方，非只为杀虫之剂也。"当代杰出的中医学家蒲辅周先生认为："外感陷入厥阴，七情伤及厥阴，虽临床表现不一，谨守病机，皆可用乌梅丸或循其法而达异病同治。""乌梅丸组方体现了张仲景所说：肝之病，补用酸，助用焦苦，益用甘味之药调之。"同时，杨志敏教授加入桑叶、防风、细辛等治疗鼻炎的专药作为佐方，加入使药肉桂引火归原，加入鹿角胶、阿胶、龟版胶、白冰糖调和口味，出膏定形。

此案中有两点经验值得重视：①杨志敏教授善用仙鹤草和鹿衔草配伍使用，治疗各种原因导致的便血。仙鹤草即吐血草，鹿衔草即脱力草，二草性极平和，用以通络，大有起效。②加入郁金、檀香，实现动静结合。颜老认为膏方滋腻，需要在大量滋补药中加入行气等药物。

二、杨志敏教授对乌梅丸治疗失眠的理解与应用经验

杨志敏教授认为更年期失眠患者出现寒热错杂证，尤其适合使用乌梅丸进行治疗。女子二七、男子二八之前是太阳经所主；女子二七至四七、男子二八至四八为少阳经所主。女子四七至六七、男子四八至六八为阳明经所主。太阴经到少阴经衰老的特点是“阳不入阴”，此时的症状是难入睡；由少阴经到厥阴经衰老的特点是“阴不恋阳”，即早醒，年龄越大出现早醒的概率越大也是这个原因。所以很多女子更年期后表现为厥阴病脉证，即“热为真热，寒为真寒”。此外，杨志敏教授认为可根据患者的临床证候灵活调整寒药和热药的比例，以适应每个患者的需求。若寒象突出，加大附子、干姜用量，减少黄连、黄柏用量，变成以温肝、肾之寒为主。若热象突出，则加大黄连、黄柏用量，减少附子、干姜、细辛用量，变成以清肝热为主。

杨志敏教授认为乌梅丸的适应证除了寒热错杂证之外，

还需同时结合脉象弦而无力和症状加重的时间。乌梅丸的适应证以患者脉象为多见，脉弦，按之沉软无力，或脉弦细。由于丑至卯上，此时正为阴尽阳生，由阴出阳之时，蕴有东方生风，风生木之势，若在这个时候出现早醒、易醒，多可从厥阴论治，所以加重时间或发病时间多在丑时（1:00—3:00）。

关于药物用量：根据现代考证，1枚乌梅约1.74克，《伤寒论》中乌梅丸以300枚乌梅（约522克）制作成丸；汤剂中乌梅的临床用量范围为5～80克，常规用量为20～30克。在临床中，有“细辛不过钱”之说，医者认为量多则气闭不通而死，杨志敏教授认为细辛为上品、无毒之药，因厥阴病多有极寒之证，细辛非量大而不得其效，细辛经常用至10克，多有良效，而未见其所谓毒副作用。

第三节　肝经寒证失眠临证验案解析

一、肝经寒证失眠医案

W小姐，女，39岁，丁酉年小雪后订膏。

患者有失眠病史，子宫肌瘤病史。其执着文化事业，身心俱疲，终朝烦劳，神萎乏力，心脾暗损，营卫不和，形寒肢冷，夜寐欠酣，不时惊醒，纳食罄，恶食生冷，月经量少，面色少华，大便秘结，时有咳嗽，时有口苦，舌淡红稍暗，苔薄白，脉弦细。治以温经散寒，养血通脉，益肾降火，剿抚兼施，祛病延年。

1．处方

红参90克（另煎冲）	生晒参60克（另煎冲）	当归150克
白芍150克	川芎120克	熟地黄180克
细辛45克	桂枝90克	牡蛎150克
麦冬90克	玉竹150克	乌梅90克
柴胡90克	黄芩90克	法半夏90克
大枣150克	升麻60克	桑叶90克
苦杏仁90克	炙紫菀120克	炒酸枣仁150克
蜜远志60克	茯苓150克	白术90克
山药150克	菟丝子150克	枸杞子90克
陈皮60克	炒麦芽150克	生山茱萸120克
牡丹皮60克	肉苁蓉180克	炙甘草90克
合欢花150克		

2．煎服法

上味浓煎，去渣取汁，文火熬糊，入鹿角胶60克、阿胶90克、白冰糖250克，熔化收膏，每天早晨以沸水冲服一匙。

3．医案思路

杨志敏教授从“肝”入手论治妇人病，尤重肝之“敷和”。“肝藏升发之气，生气旺则五脏环周，生气阻则五脏留著”（《张氏医通》），“凡脏腑十二经之气化，皆必藉肝胆之气化以鼓舞之，始能调畅而不病”（《读医随笔》）。

五脏之气，皆赖此气生升，心脉得此气而畅，心神得此气而振，脾运得此气而升，肾元得此气而熏，肺肃得此气而肃，肝气“敷和”不但为各脏之气生升之由，同时能启迪诸脏之气化，而使生机勃勃。

此女子就诊，有子宫肌瘤病史，长期劳损病史，以阴血暗耗、手足欠温、夜寐欠酣、不时惊醒等为常见的所急、所苦，病位有可能在心、脾、肝，但结合舌淡稍暗、苔薄白、脉弦细等舌脉象，弦脉多与肝经或水饮有关，舌暗多为有瘀血之象，考虑为“血虚血瘀”。因此，在“养血通经祛瘀”辨治外，根据“精不足者，补之以味”“虚则补其母”，还需从补肾精、肾阴入手。杨志敏教授以菟丝煎为君方补肾养精之药；以当归四逆汤为臣方，达温肝木、养血脉、补肝肾之目的。同时佐以小柴胡汤、止咳方协助出表作为佐方，加入使药肉苁蓉温肾通便，鹿角胶、阿胶、白冰糖调和口味，出膏定形。

杨志敏教授认为当归四逆汤在桂枝汤的基础上去生姜，两倍以大枣，另加细辛、当归、通草，故其不仅有桂枝汤之养血和营、调和营卫之功，还可驱除脏腑陈寒痼冷。另外，加清酒与水酒并煎，共增药力。而当归与白芍、熟地黄、枸杞子、山茱萸、大枣等相配，以滋阴养血为图；桂枝与川芎、细辛、人参等相伍，成温经通脉之用；肉苁蓉与人参、白术等相合，作健脾补肾、润肠通便之谋。

杨志敏教授善用紫菀、杏仁相配化痰止咳。《本草通玄》言其：“辛而不燥，润而不寒，补而不滞。”由于紫菀味甘能润肺，味辛可宣肺，味苦又可降气，温而不热，润而不燥。故咳嗽之证，无论外感、内伤，病程长短，寒热虚实之咳嗽均可用之。杏仁味苦，可降泄肺气，止咳平喘，能广泛用于外伤和内伤咳嗽。两者一升一降，相得益彰，肺气得宣、痰去咳止。桑叶入肺经，取肺主皮毛之义。治疗急、慢性肾炎方中，常以桑叶或桑皮为使，引经入肺以畅水源，有利于利尿退肿；治疗老年性便秘，用桑皮宣畅肺气，有利更衣，此法多验。

二、杨志敏教授对当归四逆汤治疗失眠的理解与应用经验

杨志敏教授认为当归四逆汤是专为厥阴血虚寒凝而设，病位在肝，更在足厥阴肝经上，病因多与感受寒邪有关。临床上多见此类失眠患者在肝经的循行位置出现皮疹、疼痛、瘙痒、麻木。此为寒伤厥阴经之象，当温散其表，不可遽温其里，以当归四逆汤主之。

杨志敏教授的弟子总结了当归四逆汤治疗失眠疗效较好的伴随症状包括：腰痛、情绪低落、口腔溃疡、便秘、纳呆、鼻塞流涕、气短、嘴麻、恶心呕吐、肠鸣、痛经、汗多、咽部堵塞不适感、颈紧、颈痛、筋痛、胸胁胀痛、腹部冷、腹痛、手脚心汗出、月经期发热、情绪抑郁、情绪焦虑、消瘦、黑矇、关节疼痛、胃饱不觉饿、夜尿多、大便烂、怕冷、乏力、心悸、肢体麻木、胃不适感、月经有血

块、精神疲倦、失眠、头痛。疗效较差的伴随症状包括：头晕、腰酸、月经延迟、肩背痛、月经不调、月经量少、记忆力差、胃胀、月经色暗、脱发、情绪不稳定、梦多、自汗、白发、头胀、耳鸣、面色无华、面色萎黄、痤疮、三叉神经痛、痰多、抽搐发作、心烦、胸闷、下肢胀痛、便后不爽、月经期头痛、不育、脸麻。

杨志敏教授认为当归四逆汤的后续治疗，主要体现在补充治疗和固本培元两方面。常用的有以下几种治法：温补肾阳、温补脾阳、温化寒湿、滋阴养血、疏肝解郁、引火潜阳。

用药加减：当厥阴肝经寒凝较甚时，可去芍药、大枣或当归，以突出温肝散寒通络的功效；当病症无明显经脉不通的表现时，可去通草；当阴血津液亏虚、血虚较甚、水饮上冲、脾胃气虚、阳气虚甚时，可去细辛、通草；当患者内有郁热、痰湿内蕴、水饮内停时，可去桂枝、细辛，并在原方的基础上加吴茱萸、生姜、艾叶；当阴血亏虚较严重时，可加阿胶、麦冬、生地黄；当阳气亏虚较重时，可加黄芪、附子、生姜、羊肉；当瘀血较甚时，可加川芎。在治疗兼证方面，如合并脾胃阳虚，可加附子、白术、干姜、人参；合并肺寒，可加杏仁、半夏、五味子；合并气虚，加黄芪、人参；合并相火心火妄行，加牡丹皮、滑石、大黄；合并风寒束表，可加麻黄、葱白；合并风邪在表，加防风；合并水饮，加茯苓、生姜；合并牙痛牙出血，可加矾石；合并胎动不安，加阿胶、莲房；合并腰背痛，加独活、生姜；合并小便不通，加栀子仁。

第四节 肝血寒证失眠临证验案解析

一、肝血寒证失眠医案

Z小姐，女，56岁，乙未年大雪后订膏。

患者多年失眠，夜寐易醒，畏风恶寒，头项尤甚，神疲倦怠，潮热盗汗，怕风怕冷，腰膝酸软，胃纳良好，便溏质黏，舌淡红稍暗、隐见瘀斑，苔薄，脉沉细。已年过七七，脾肾亏虚，肝寒血凝，当以补肾填精，温经通络，以冀气机复调，诸症自消。

1. 处方

红参150克（另煎冲）	生晒参60克（另煎冲）	吴茱萸60克
桂枝90克	川芎90克	当归90克
白芍90克	牡丹皮60克	干姜90克
法半夏90克	麦冬90克	山药300克
熟地黄90克	杜仲90克	生山茱萸240克
枸杞子90克	炙甘草90克	牡蛎300克
土炒白术130克	黄芪300克	砂仁60克
肉桂45克	五味子90克	益智仁60克
芡实130克	龙眼肉90克	艾叶60克

炮天雄90克	巴戟天130克	菟丝子90克
陈皮60克	炒神曲90克	鸡内金90克

2．煎服法

上三十三味，文火熬糊，入阿胶60克、鹿角胶60克、白冰糖200克，熔化收膏，每天早晨以沸水冲服一匙。

3．医案思路

《黄帝内经》曰："七七，任脉虚，太冲脉衰少，天癸竭，地道不通，故形坏而无子也。"杨志敏教授认为：妇人五十所，已处于"七七之年"，女子以血为用，多冲任虚寒，肝血不足。此女子就诊，以失眠为主诉，以头顶畏风恶寒、便溏、神疲等虚、寒证表现为主，同时又见舌暗、隐见瘀斑等瘀血之像，以及潮热等虚热表现，集合了虚、寒、瘀、热的病证特点，符合厥阴病阴阳胜复、寒热错杂、虚实互见、病情变化多端的特点，结合患者颠顶怕风，如《灵枢·经脉》云"肝足厥阴之脉，起于大趾丛毛之际……与督脉会于巅"，颠顶为厥阴所主，病位在厥阴肝经，病机为虚、寒、瘀、热，完全符合温经汤的病机特点，肝肾同源，患者同时具有肾虚弱表现，"水能生木""盖厥阴肝木，生于肾水而长于脾土，水土温和，则肝木发荣，木静而风恬，水寒土湿，不能生长木气，则木郁而风生"。

二、杨志敏教授对温经汤治疗失眠的理解与应用经验

杨志敏教授认为患者虽有肝寒之症状，但下元阳气亏

虚，水寒土虚才是引起肝木寒的根本原因，故以温经汤为君方温经散寒，活血祛瘀；酌加大补元煎为臣方，补脾益肾；佐以肾三味、熟附子、巴戟天作为佐方，加强扶元阳、暖下元、温气血、温肾助阳之功。

杨志敏教授认为在膏方选方时，大量应用滋补药物，即所谓的“静药”，必须配伍“动药”来进一步提高药物效能，如常配伍麦芽、山楂、砂仁醒脾开胃，配伍行气活血药来疏通气血等。归纳起来，膏方中“动药”的作用有四：醒脾开胃，疏通气血，升清降浊，气化布津。病证互参指在制订膏方时既要全面、系统地辨证，又要兼顾不同疾病的特征来选方用药。此方中，杨志敏教授运用陈皮、砂仁、炒神曲、鸡内金健脾运气，防止膏方滋腻阻碍中运；熟地黄、麦冬、巴戟天、枸杞子等药作用有二：一作养血益精之谋，二作膏滋方出膏定形之用。

“内生之寒，温必兼补。”杨志敏教授以“温经汤”“大补元煎”为君方，辅以健脾温肾之品，欲达温经散寒、养血祛瘀之功。“温经汤”虽名为温经，但组方上却兼顾了补、养、温、清法。如吴茱萸、当归、川芎、桂枝、生姜温下焦之虚寒，牡丹皮、麦冬清上焦之虚热，半夏、生姜调节中焦脾胃气机，可见本方“上中下同治”。宿树兰等采用基于层次聚类分析与数据图形化技术探讨少腹逐瘀汤与温经汤的组方配伍特点，发现在归经上，少腹逐瘀汤主要分布在脾（胃）、肝（胆）、心（小肠）经，而温经汤主要分布在脾（胃）、肺（大肠）、肝（胆）、肾（膀胱）经，脾（胃）、肝（胆）两组经络均为两方的重要分布区域，体现了少腹逐瘀汤以温经散寒止痛配伍活血祛瘀药，针对少腹瘀血腹痛的病机，而温经汤则寒温消补并施，升降相调，有更注重从整体角度调制的用药特点。

此案中有两个知识点：①在南方可使用五指毛桃代替黄芪。五指毛桃有南芪、五爪金龙之别名，具有益气健脾、祛痰利湿、舒筋活络的功效，生气而不助火，为岭南医家所喜。②山茱萸“味酸性温，大能收敛元气，振作精神，固涩滑脱”，且“敛正气而不敛邪气，与他酸敛之药不同，是以《神农本草经》谓其逐寒湿痹也”。杨志敏教授重用该药至240克，即取其能补益肝肾、逐寒湿而不敛邪气的功效和特点。

第五节　肝阳上亢证失眠临证验案解析

一、肝阳上亢证失眠医案

Z先生，男，59岁，甲午年立冬后订膏。

患者素有心脑血管疾病，血糖高，常头晕、失眠、心烦焦虑，偶有心悸、背部酸痛、腹部怕凉、喜热水袋，时有咽痒、咳嗽痰多、口干发咸、二便尚调、舌稍红嫩、苔薄、舌底脉络迂曲、脉左弦滑、脉右弦稍弱。呈肾虚肝旺脾虚之势，刻近冬藏之令，以膏缓图，拟滋肾养肝，健脾化瘀，以冀脏腑阴阳各司其职。

1．处方

红参90克（另煎冲）	丹参240克	黄精300克
生晒参90克（另煎冲）	三七90克	肉苁蓉240克
熟地黄300克	延胡索90克	女贞子90克
当归150克	灵芝90克	墨旱莲90克
茯苓150克	桂枝90克	淫羊藿90克
陈皮60克	川芎90克	干姜90克
清半夏90克	杜仲90克	防风90克
苍术90克	怀牛膝150克	天麻90克
生山茱萸150克	酸枣仁240克	钩藤90克
牡丹皮90克	牡蛎300克	决明子300克
赤芍90克	砂仁45克	生地黄300克
山药300克	檀香45克	黄柏90克
郁金90克	炒山楂300克	麦冬90克
白术90克		

2．煎服法

上味浓煎去渣取汁，文火熬糊，入鹿角胶60克、龟版胶60克、甜蜜素5克，熔化收膏，每天早晨以沸水冲服一匙，约20毫升。

3．医案思路

肝属木，与六气中的风同属一类，即《素问·阴阳应象大论》中“在天为风……在脏为肝”。风主动，肝也主动。因此，肝多与头晕、中风有关。故有“诸风掉眩，皆属于肝”的说法。风有外风、内风的区别。外风应祛散，内风应平息。内风是标象，本多与肾有关。在五行之中，肝主木，肾主水，水生木。水为木之母，肾为肝之母。又有肝藏血，肾藏精，肝肾相济，精血互生，故有“肝肾同源”之说。因此，肾脏的问题多可引起肝主风的功能出现问题。如《临证指南医案·中风》曰：“肝为风脏，因精血衰耗，水不涵木，木少滋荣，故肝阳偏亢，内风时起。”又曰：“倘精液有亏，肝阴不足，血燥生热，热则风阳上升，窍络阻塞，头目不清，眩晕跌仆，甚则瘛疭痉厥矣。”因此，肝阳上亢特别容易引起头晕、头痛、失眠。三者虽“标”象不同，但“本”质多为肝阳上亢所致，故采用平肝潜阳法治疗。

杨志敏教授虑其素有心脑血管疾病，血糖高，常头晕、失眠，属于肝阳上亢体质。肝阳上亢，需观察其有无克脾之象。此人腹部怕凉喜温，脉右稍弱，为脾虚之象。肝阳上亢之原因细察与肾有关。患者时常口里发咸味，咸属肾之味。故在天麻钩藤饮的基础上，佐以六味地黄汤、二至丸滋补肾阴，配以四君子汤防其过度克伐之功。可见，杨志敏教授以天麻钩藤饮为君方平肝潜阳；佐以六味地黄汤、二至丸为臣方滋水涵木；配四君子汤健脾益气固中土，防止膏方滋腻阻碍中运；并常用醒脾之品如砂仁、山楂醒脾开胃。

天麻钩藤饮一方出自近代，胡光慈《中医内科杂病证治新义》谓本方为平肝降逆之剂，有平肝息风，清热活血之功，常用于肝阳偏亢，肝风上扰证，曰：“本方为平肝降逆之剂。以天麻、钩藤、生决明之平肝祛风降逆为主，辅以清降之栀子、黄芩，活血之牛膝，滋肝肾之桑寄生、杜仲等，滋肾以平肝之逆；并辅首乌藤、朱茯神以镇静安神，缓解其失眠。故为用于肝厥头痛、晕眩、失眠之良剂。”

本案中有两个知识点：①苍术、白术共用。对于脾虚湿阻、虚实夹杂者，杨志敏教授善用苍术、白术一补一运，相得益彰，以健脾祛湿，使湿去脾自健，脾健湿自去。②天麻能补益强健而非独治风也。《神农本草经》载“久服益气力，长阴肥健”，李时珍也认为“补益上药，天麻为第一”。

二、杨志敏教授对天麻钩藤饮治疗失眠的理解与应用经验

杨教授对于天麻钩藤饮的病机认识和历代医家对于天麻钩藤饮病机的认识基本是一致的，均认为是肝阳上亢证。肝阳上亢，阳喜往上走，最容易出现头部症状，如头痛、头晕、失眠等，所以尤其适用于失眠共病高血压、中风者。她认为肝阳上亢患者多年老体衰、肝肾阴虚、阴不涵阳，导致肝阳升动太过；或因平素抑郁焦虑、气郁化火、耗伤阴血、阴不制阳而导致不寐，多见于老年患者，病性多为本虚标实。临床表现为难以入睡，噩梦纷扰，眠浅易醒，醒后难以入睡，白天精神状态尚可，但伴有头晕、头痛，甚至肢体震颤、耳鸣、口干口渴、舌红苔黄、脉弦数。

杨志敏教授认为若失眠患者确有肝阳上亢、肝风内动等表

现，可采用之。此类患者性情多暴躁，面色多偏红，头晕，耳鸣，头发黄细软、稀少；容易激惹，口咽干燥，渴喜冷饮；易疲劳，易肢体酸痛；易心悸，出汗；大便干结，甚至如栗状，小便短赤；舌体瘦小，偏薄，舌红少津少苔，脉象多弦、弦硬或弦细。但由于此方滋肝肾之阴作用不足，常用恐损害阴液，故常用需佐以补肝肾之药，如熟地黄、枸杞子、麦冬等。建中之力也不足，素体脾虚或久用之人，需加入党参、茯苓、白术、干姜等中药健脾益气，固守中焦。且方中较多大寒之药，石决明、黄芩、栀子苦寒，易伤阳、滞阳（潜久必滞），违背了阳气的生理特性，或损伤阳气，或阳气郁积而血脉不通，血循不畅，故舒张压增高，易致动脉粥样硬化，变生他疾；同时，若阳气郁积过久，易从火化，而君火不明，相火不守。

用药特点：原著没有说明药物剂量，杨志敏教授常用天麻20克／天，钩藤30克／天。酸枣仁味甘酸性平，归肝、胆、心经，常用剂量9～20克／天，此处作为治疗失眠的主药，常用45克／天。

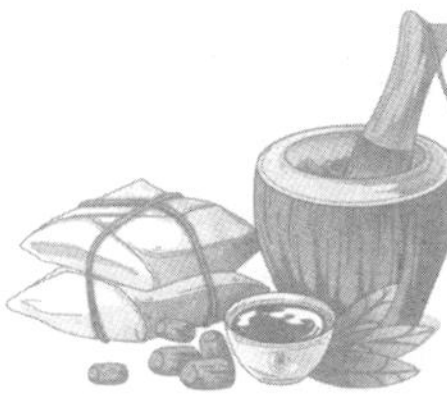

第五章 从肾论治失眠医案

第一节 从肾论治失眠思路

肾为先天之本，也是阳气之本。肾精充足，能使包括睡眠活动在内的生命活动旺盛，是睡眠活动得以正常的保证。神的活动源于精，且肾受五脏六腑之精而藏之。心神活动所需的气血营养物质本源于肾中精气。肾有温养脏腑、推动其功能活动的作用。肾气的气化蒸腾作用主宰人体水液的代谢，肺、脾对水液的代谢均赖于此。若人体肾精亏虚，则生理活动的原动力不足，脏腑功能随之衰退，心神亦衰急，不能主持睡眠活动；若肾阳虚，则无法温化水液；若肾气虚，则蒸腾气化不足，累及肺脾两脏，水液代谢失常，关口不利，阳虚水停，聚生水湿之邪，水饮凌心，扰动神明，亦会引起睡眠失常。肾阴是五脏六腑之阴的根本，肾阴可制约肾阳之火，使人达到“阴平阳秘”的协调状态。如果肾阴不足，一则相火妄动，上扰于心发为不寐，下扰精室发为梦遗；二则肾水不能滋养肝木，使魂失所养，游逸于外发为梦游，或使肝阳无制，扰动心神发为不寐、多梦，甚至肝阳化风而见手足拘急；再则肾水不能上济心阴，心肾不交，心阳独亢，火扰神室，令人睡卧不安。

本书列举了从肾论治的几个证型的膏方使用经验，以期帮助后学者应用。

1. 肾阴虚证

其主要病机为肾阴不足，心肾不交；临床多表现为耳鸣目涩、腰膝酸软、五心烦热、咽干少津、舌红苔少。组方常以六味地黄汤、引火汤、二仙汤等为主方滋阴降火，并佐以菊花、栀子等清热之品以祛虚火。膏方中运用大量滋补之品时必须同时兼顾行气醒脾，以免脾土壅滞，适得其反。

2. 肾阳虚证

其主要病机为肾阳不足，虚阳上浮；临床多表现为神疲乏力、畏寒怕冷、手足不温、口干喜温饮、大便溏、夜尿多。临床上常选用桂附肾气丸、温氏奔豚汤、右归丸、四逆汤合桂甘龙牡汤为君方。膏方组方时在温潜肾阳的同时需配用肾气丸等补益肾精方为主方，非一味温肾阳。

3. 肾虚夹痰证

其主要病机为精血不足，神不守舍，痰湿阻滞。临床表现以健忘不寐、头晕耳鸣、思维迟钝、倦怠无力、舌淡、脉细等肾虚之象为主。同时合并纳呆、咳痰、大便烂、苔白腻等痰湿之症，常可选用肾气丸、地黄丸、肾四味为君方，以陈夏六君子汤、香砂六君子汤、温胆汤等益气健脾化痰方为臣方。

4. 肾虚夹瘀证

其主要病机为精血不足，神不守舍，瘀血阻滞。“久病必瘀”，该类患者常久病失眠，同时老年患者多合并基础疾病，临床常见面色晦暗、眼圈黑、腰膝酸痛、舌暗等，临证需配活血化瘀方，如通窍活血汤、血府逐瘀汤等。另“气行则血行”，在膏方中，气足是血活的前提，故此类患者膏方中需辅以补气之品。

需要提示的一点是，临床上肾虚夹痰与肾虚夹瘀两证常夹合为肾虚，痰瘀互结。原因为：①痰瘀同源、同病，痰饮与瘀血同为病理产物和致病因素，痰瘀致病往往互为因果，痰阻成瘀，瘀久生痰，共同致病。②痰瘀同治，治痰必治瘀，瘀去则痰易化；治瘀必治痰，痰化则瘀易除。

第二节　肾阴虚证失眠临证验案解析

一、肾阴虚证失眠医案

L女士，女，93岁，丁酉年冬至后订膏。

患者处于鲐背之年，经年眠差，思虑纷纭，暗耗阴精，阴阳俱损。刻下难入寐，多梦易醒，醒后难续眠，周身困顿，耳鸣目涩，腰膝酸软，不耐冷热，易汗出，口干饮温，纳食馨，便涩质烂，数日一行，小便短黄，舌红苔少，脉沉缓。虑其阴阳不接，营卫之行欠顺，故制膏常服，补诸虚百损，为来春建立健康之基。

1．处方

红参90克（另煎冲）　生晒参60克（另煎冲）　炒栀子120克

菊花90克	熟地黄150克	山药180克
泽泻90克	牡丹皮90克	茯苓150克
肉桂30克	砂仁60克	生山茱萸150克
吴茱萸45克	五味子60克	麦冬90克
巴戟天150克	天冬90克	盐牛膝90克
枳壳90克	桔梗90克	浮小麦180克
大枣90克	炙甘草90克	煅牡蛎150克
蕤仁肉90克	仙鹤草150克	防风90克
菟丝子120克	女贞子90克	淫羊藿90克
白术120克	陈皮90克	蜜远志60克

2．煎服法

上味，文火熬糊，入阿胶90克、鹿角胶45克、龟版胶45克、白冰糖200克，熔化收膏，每天早晨以沸水冲服一匙。

3．医案思路

《黄帝内经》云："夫以阴气之成，止供得三十年之视听言动，已先亏矣。""老者之气血衰，其肌肉枯，气道涩，五脏之气相搏，其营气衰少而虚阳内伐，故昼不精，夜不瞑。"患者年逾古稀，精血亏少，肾虚不固，不能养心安神，神不守舍，故见失眠。《证治汇补·虚损》曰："虚者，血气之空虚也，损者，脏腑之损坏也。"患者五脏俱虚，中阳不足，脾胃运化不力，气血生化乏源，故不耐寒热、易汗出、便难；肝血不足，故见目干睛涩；肾气亏损，故见耳鸣；肝肾不足，故见腰膝酸软；阴精亏损，故见舌红、少苔。

《景岳全书·不寐》提道："真阴精血之不足，阴阳不交而神有安其室耳。”元代朱丹溪秉承《黄帝内经》之意，倡言“阳常有余，阴常不足”论，阳有余指肝肾中所存的相火易妄动，阴不足乃指肾中所藏的阴精易亏，而相火又有常变之别。“肝肾之阴，悉具相火”，相火以阴精阴血为物质基础，精血充足则相火藏，故治疗可以保护阴精、抑制相火。

本案选用六味地黄汤、二仙汤、引火汤、生脉饮、甘麦大枣汤四方为主方滋阴温肾填精，臣药配予蜜远志、牡蛎安神宁志，炒栀子、菊花清虚热。方中配伍陈皮、砂仁、白术醒脾开胃，吴茱萸理气健脾、散寒和胃，合方三十余味药进退于阴阳气血之间，既养阴精阴血，复培脾土之气，再藏肝之相火，气血两益，阴阳并补，中焦健运自如，肾水肝木得以滋养，气调血和则营卫顺畅，五脏安定。

杨志敏教授在膏方配伍中遵循“动静结合”的用药原则，于一堆补肾填精的“静药”中配以“动药”，提高药物效能。在调整气机方面，杨志敏教授非一味运用补气药，如该方案中同时运用风药（防风）、行气药（枳壳），与人参等补气药配伍，走守相合，散收与共，使作用持久。杨志敏教授还常运用桔梗、牛膝为对药，一升一降，调畅气机。杨志敏教授的膏方中常用一两味对病的验药，如本医案中的蕤仁肉，养肝明目。杨志敏教授常用仙鹤草治疗劳伤脱力，用于年老体弱者既可补虚亦可健胃。

本医案患者为年逾九十的老媪，整料膏方总量不足4千克，且每味药物药量较其他膏方均略少，处方中也特别注重脾胃健运，体现了膏方因人而制的特点。杨志敏教授常谓膏方处方以

"和"为法，攻补兼施，固本清源，诸法合用，以"衡"为期，乃老年患者制膏之则。

二、杨志敏教授对六味地黄方治疗失眠的理解与应用经验

杨志敏教授从阴阳及气机升降的理论出发，认为六味地黄方"降火升水，以降为升"。阴虚者气多上而不下，阳虚者气多陷而不举，故以六味调其升降之机，以熟地黄等味厚体重以降，以泽泻等佐之，以达共趋于下之效；更以气机左升右降之理论，以山药降肺金之气，以山茱萸升肝木之气，共达升降调合之机，更以泽泻、茯苓沉降阴中之阳，使阴降而虚火自清。

杨志敏教授认为本方的适应证是潮热、盗汗、自汗、头晕、目眩、腰膝痿软、瘦弱、耳聋耳鸣、小便淋秘、口渴、失音等。单用或联合其他药物用于治疗肾阴虚型失眠。除了改善失眠外，六味地黄方还可改善失眠伴发的焦虑症状。杨志敏教授常用此方治疗更年期失眠妇女，临证效果明显，能在有效改善睡眠的同时缓解更年期诸症。

第三节 肾阳虚证失眠临证验案解析

一、肾阳虚证失眠医案

Z女士，女，45岁，乙未年大雪后订膏。

素体本虚，劳碌而重，困倦体重，畏寒肢冷，夜寐欠酣，眠浅梦多，早醒，难续睡，微胸闷心烦，胃脘胀满，纳食不馨，饮食喜温，大便溏秘不调，夏季下肢易肿胀，月经先期量少，舌淡红，苔薄，脉沉。盖年近七七，元气渐亏，脾肾阳虚，湿浊阻滞，时值冬藏之令，治以填精温肾暖脾之法，扶益元阳，破阴化浊。离照当空，阴霾自去。

1．处方

红参150克（另煎冲）	生晒参90克（另煎冲）	炮天雄90克
干姜120克	炙甘草150克	山药300克
茯苓150克	泽泻150克	生山茱萸300克
肉桂60克	沉香45克	白术150克
牛膝150克	丹参150克	肉苁蓉300克
桂枝150克	当归150克	黄芪300克
法半夏90克	砂仁60克	补骨脂150克
菟丝子150克	牡蛎300克	酸枣仁150克

九节菖蒲150克	蜜远志60克	五味子60克
吴茱萸60克	熟地黄300克	杜仲150克
枸杞子150克	知母90克	淫羊藿150克

2. 煎服法

上味浓煎去渣取汁，文火熬糊，入鹿角胶90克、阿胶90克、白冰糖250克，熔化收膏，每天早晨以沸水冲服一匙。

3. 医案思路

清代郑钦安《医法圆通》曰："不卧一证……因内伤而致者，由素秉阳衰，有因肾阳衰而不能启真水上升以交于心，心气即不得下降，故不卧。"杨志敏教授认为患者长期工作压力大、精神高度紧张，人体的阳气常常受到戕伐，不得正常升发、布散。故而阳气亏虚，阴寒内盛，逼阳外越，阳不得入阴，阴阳不交，导致不寐。肾阳虚衰，寒饮内停，兼有上盛下虚，上有假热，下有真寒之证，其病机为久病致阴阳相对失衡，一方面阴寒压抑元阳，元阳不振，导致阳虚寒凝，另一方面阴寒格拒元阳，导致虚阳上浮扰心，水不升，火不降，水不能纳火，阴阳不能互抱，表现出上盛之象。其根本为肾阳虚衰，其标为寒饮，治以温肾回阳，散寒化饮为法。

肾阳不能温煦脏腑，寒湿停滞，故见倦怠乏力、困倦体重、畏寒肢冷、舌淡嫩、脉沉细；清阳不升则浊阴不降，中焦寒湿阻滞，转动不利，故见胃脘胀满，饮食喜温，大便偏烂；患者长期工作压力大，肝气郁滞，失其条达，肝为刚脏，喜条达恶抑郁，"逆之则伤肝，夏为寒变"，阴不上升，常沉而下，人体的下部多寒，下肢寒湿凝集，故而夏季下肢水肿。阴寒内盛，逼阳外越，虚火上浮，故患者偶有胸闷心烦、大便干结等上热之象。

杨志敏教授在临证时注重先后天同调。《素问·六节藏象论》云：“肾者，主蛰，封藏之本，精之处也。”肾为先天之本，主藏精，是人体生命活动之根本。《素问·灵兰秘典论》云：“脾胃者，仓廪之官，五味出焉。”脾为后天之本，主运化水谷，是气血生化之源。脾的运化需要肾中阳气的温煦，肾之精需依靠脾所运化的水谷精微进行充养，二者相互资生、相辅相成。脾肾的功能正常，人体才能体格健壮、精力充沛。

温氏奔豚汤为本案君方，具有养命门真火，救元阳衰亡，固元气厥脱的功效。杨志敏教授认为该方能补火生土、化湿醒脾，下元亏虚、水湿停聚者常用。本案另合菟丝煎、肾气丸为主方共治下元，期固肾精、泻寒湿、透烦热；同时在强调脾肾同调时，以卢氏理中汤为臣方补益脾阳，诸药合用，固本清源，补脾益肾。

杨志敏教授注重人体阳气，临证上善用附子，认为附子禀雄壮之质，有退阴回阳之力，起死回生之功，其通行十二经脉，能振奋阳气、祛逐阴寒，乃回阳救逆第一要药。炮天雄由四川的道地附子加工制作而成，是安全有效的附子制品，具有较好的补先天命门真火之功效。

本医案中杨志敏教授运用蜜远志配九节菖蒲，乃巧用名医施今墨经验药对，蜜远志通于肾交于心，散瘀化痰，九节菖蒲开窍启闭而宁神，两药参合，益肾健脑聪智、开窍宁神之力增强。杨志敏教授常将它们用于治疗失眠、健忘、神经衰弱等症。

二、杨志敏教授对温氏奔豚汤治疗失眠的理解与应用经验

杨志敏教授认为温氏奔豚汤适合治疗肾精亏虚，上盛下虚的失眠患者，运用温氏奔豚汤治疗阳虚失眠患者取得良好疗效。此类患者常伴有以下典型特征：以中老年人居多，病史较长，头晕倦怠，健忘，脸色晦暗，黑眼圈，口腔溃疡，倦怠乏力，畏寒肢冷，腰膝酸软，舌淡暗或嫩，脉沉细。该类患者的核心病机为肾元虚衰，中焦枢转之力不足。肾精亏虚，肾阳不能温煦脏腑，寒湿停滞，清阳不升则浊阴不降，导致上盛下虚，圆运动失于平衡，上重下轻、寒湿阻滞则转动不利，阴阳不交，导致不寐。

总体来说，杨志敏教授认为从经方辨证体系来看，温氏奔豚汤用于治疗少阴证；从八纲辨证体系来看，温氏奔豚汤用于治疗肾阳虚证、沉寒痼冷顽症，如失眠、糖尿病、高血压等，既往中医治疗常缚于常规辨证思维，使用苦寒泻热滋阴方药效微，多乃阴阳寒热辨识不明，错误伤及太阴，甚则伤及少阴，致病情纠缠难愈。

第四节 肾虚夹痰证失眠临证验案解析

一、肾虚夹痰证失眠医案

X女士，女，38岁，庚寅年立冬后订膏。

巾帼精英，终日烦劳，身心皆疲，夜难入寐，情绪紧张，思虑纷纭，精神困顿，腰膝酸软，口淡少饮，大便稀溏，月经量少，伴有血块。舌淡红，苔薄白，脉沉细。肾气潜降失司，肝木不涵，脾土不运，刻近冬藏之令，制膏缓图，拟以健脾养心、柔肝固肾为法，以冀气血调和，脏腑阴阳各司其职，树来春健康之本。

1. 处方

红参120克（另煎冲）	首乌藤300克	炙甘草90克
西洋参60克（另煎冲）	桂枝90克	山药300克
仙茅90克	牡蛎300克	泽泻90克
淫羊藿90克	龙骨300克	狗脊90克
巴戟天150克	生山茱萸150克	苍术90克
知母60克	乌梅60克	白术90克
当归150克	肉桂45克	姜制砂仁90克
白芍90克	肉苁蓉150克	法半夏90克

女贞子90克	茯苓300克	陈皮60克
墨旱莲90克	茯神300克	益智仁150克
百合300克	干姜150克	熟地黄150克
酸枣仁150克	熟附子90克	黄芪300克
牡丹皮90克	桑椹90克	红枣90克
益母草150克	菟丝子90克	

2. 煎服法

上味浓煎去渣取汁，文火熬糊，入鹿角胶90克、阿胶90克、白冰糖200克，熔化收膏，每天早晨以沸水冲服一匙。

3. 医案思路

夜不能寐，必伤身体，久不能寐，必损肾元，睡眠本为身体恢复元气的过程，睡眠欠佳必然加重元气耗伤，日久伤及肾元。肾藏元阴元阳，为水火之脏，终日烦劳，耗损肾气，肾气不足又致阴阳失调，加重失眠症状，造成恶性循环，故慢性失眠多见心身共病。肾阳不足，下元虚冷，阳浮于上，夜不敛降，阳不入阴，故夜卧难眠。肾气潜降失司，肝木不涵、心失所养故见思虑纷纭。“思伤脾”，长期精神紧张、思虑过度伤及脾气，且患者长居岭南，脾土不运，脾气、脾阳常虚，不能运化水湿，积聚于内，加之外界“湿气”弥漫，外湿与内湿相合为患，因此患者多夹湿，故见口淡少饮，大便稀溏；气阳不足，无力推动气血运行，又湿碍气机、血运迟滞缓慢、壅塞脉中而成瘀，故见月经伴血块。

气机对生命活动的正常运行具有重要意义，《素问·六微旨大论》曰：“故非出入，则无以生、长、壮、老、已；

非升降，则无以生、长、化、收、藏。”颜德馨教授认为“脾统四脏”，脾胃同居中焦，脾主升，胃主降，是人体气机运动的枢纽。脾胃得运，气机通畅，精微物质才能被人体吸收、输布，药物才能发挥其最大功效，使补而不腻、补而不滞。一味进补易损脾胃，阻滞气机，效果适得其反，治疗上务求调气复平，勿使中焦壅滞、脾气清阳不升。因此，杨志敏教授在膏方的配伍运用中注重补中寓泻、补泻兼施，常佐陈夏六君子汤、参苓白术散加减，以达脾升胃降、气机通调、气血生化有源。

本方以温心肾阳虚之四逆加桂枝甘草龙骨牡蛎汤，补心肾阴之二仙汤、二至丸、六味地黄汤为主方以达阴阳共补、水火并育；以酸枣仁汤、百合、首乌藤宁心安神，加陈夏六君子汤补脾胃化湿，共为臣方；佐予狗脊、桑椹强筋健骨，益母草、牡丹皮调经，加冰糖、大枣等调和诸药。全方具有温而不燥、凉而不寒和阴阳并调的效用，既温肾阳又补肾精，既滋肾阴又泻相火，共奏调理冲任、平衡阴阳之效。

本医案重用黄芪，乃遵《内外伤辨惑论》中言：“夫脾胃虚者，因饮食劳倦……须用黄芪最多。”黄芪味甘而性微温，归脾、肺经，具有补气健脾之功效，重用黄芪可培补宗气、推动气血运行。在健脾运脾的基础上，杨志敏教授常并用苍术、白术，一补一运，相得益彰。

二、杨志敏教授对陈夏六君子汤治疗失眠的理解与应用经验

杨志敏教授认为不寐的病机其中之一为痰湿阻碍中枢气

机，导致四维之气升降失调，气机逆乱则阴阳失调，使阳不入阴则致不寐。故重视治痰以利中焦、气机同调而治失眠。

根据临床观察，杨志敏教授认为现代人发生痰证失眠主要有以下三个病因：一为过食肥甘，嗜烟好酒，恣食生冷，内伤脾胃，使脾失健运，痰浊巧生；二为现代人生活压力大，容易情绪抑郁，使气机不利，津液输布障碍，水湿内停，聚而生痰；三为现代人运动过少，静易伤气，气机不利，易聚生痰湿；故气机不利，中焦运化失职是痰浊内生的关键，而上述医案患者，三大成因皆备，故治疗时应侧重调其气机。

故用膏方治疗久病失眠者，往往虚实错杂，多合并痰瘀互结之证，在对应痰湿之症时，杨志敏教授常选用陈夏六君子汤化裁，理气化痰而血源充，肝体柔，肾封藏，胃和则卧安是也。临证常加首乌藤、锻龙骨、酸枣仁养心安神；兼见胸闷，情绪抑郁者，合柴胡疏肝散或逍遥散；郁而化热，口苦口干者，去党参合温胆汤。

三、随访

患者服用膏方后次年春季复诊，夜寐转酣，神清睛明，心境愉悦，遇事沉着。该患者持续冬季服用膏方3年，气色红润，白天精力充沛，夜眠佳，月经量恢复，疗效满意。

第五节 肾虚夹瘀证失眠临证验案解析

一、肾虚夹瘀证失眠医案

X女士，女，38岁，丙戌大寒后订膏。

该患者为巾帼精英，正值壮年，运筹帷幄，献身事业，终日操劳，眠差易醒，急躁易怒，头痛，经前尤甚，月经色暗，伴血块，面色晦暗，舌稍红，伴瘀斑，苔薄脉弦细，经汤剂调养，诸症得以平复，气血尚未调达，营卫之行不畅，值冬令之际，亟以固本清源，制膏常服，以冀气血平和，青春常驻。

1．处方

吉林人参90克（另煎冲）	仙茅90克	桂枝60克
西洋参60克（另煎冲）	淫羊藿150克	黄连30克
桃仁90克	炒黄柏60克	龙骨300克
丹参150克	茯苓150克	牡蛎300克
当归90克	茯神150克	灵芝90克
川芎90克	巴戟天150克	补骨脂90克
枳壳60克	桑叶90克	天冬90克
桔梗60克	桑椹90克	麦冬90克
怀牛膝90克	黄芪150克	女贞子150克

熟地黄150克	蜜远志60克	墨旱莲90克
柴胡90克	石菖蒲90克	生山茱萸90克
赤芍90克	姜制砂仁60克	青皮45克
白芍90克	首乌藤300克	陈皮45克
浮小麦300克	大枣90克	制何首乌150克

2．煎服法

上味浓煎去渣取汁，文火熬糊，入鹿角胶60克、龟版胶60克、白冰糖250克，熔化收膏，每天早晨以沸水冲服一匙。

3．医案思路

失眠患者多由阴阳失调引起。“阳气尽，阴气盛，则目瞑；阴气尽而阳气盛，则寤矣”。阴阳失调的具体表现为气血失调。“气为百病之长，血为百病之胎”。杨志敏教授认为气血失调贯穿于失眠的整个过程，是其主要的病理矛盾，也是其发病和病情加重的机制。王充在《论衡》一书中指出：“夫血脉之藏于身也，犹江河之流地，江河之流浊。而有血脉之动，亦扰不安。不衡之病当以衡法治之。”杨志敏教授秉承颜老之法，治疗上注重运用“衡法”从气血论治失眠，以畅达气血，平衡阴阳，扶正驱邪，固本清源。凡治理气和血的平衡，要谨守气血以流通为贵的特点，遵循“木郁达之，火郁发之，泻其有余，补其不足”的原则。

朱丹溪言：“一有怫郁，诸病生焉。”颜老认为气滞常是气血失调的基础，百病生于郁，初在气，久入络。患者工作压力较大，不良情志刺激难以排遣，肝失疏泄，气血失调，阴阳逆乱。“郁致失眠，失眠致郁”。病者素有气滞、血瘀、气血虚弱的体质基础，气滞不舒，郁久化热，所谓“气有余便是火”，火扰心神，失眠日重，出现头痛、急躁易怒之症。气滞日久，血运不畅，则血停凝瘀，或郁火灼络，煎熬血液，均可导致经络瘀痹，心神失养，睡眠愈发不安。一方面郁火炽盛，则伤气耗血；另一方面脉络痹阻日久，则阻碍新生，气血化生无力，导致气血两虚，心神失养愈甚，循环不绝，最终病情顽固难愈。患者经数月汤剂调养，诸症方得平复。

本膏方中杨志敏教授以血府逐瘀汤合二仙汤、二至丸为君方补益肝肾、调气活血，剿抚兼施。以安神定志丸、甘麦大枣汤及桂枝加龙骨牡蛎汤为臣方养心安神宁志，佐以砂仁、青皮、陈皮醒脾，防止膏方滋腻阻碍中运。全方集寒热补泻之妙用，气机升降有度，以达到疏其血气，令其条达而致气血平和之宗旨。

杨志敏教授在治疗气滞血瘀之证时主张气血同调，且着重疏畅气机，气行则血行。运用气药时，常补气、行气通用，如处方中运用治“气”药柴胡、枳壳、桔梗行气，黄芪补气升阳、鼓舞中州气血。若中土脾胃虚弱或脾被湿困，升降失常，则诸邪内生，故加入春砂仁、青皮、陈皮燥湿运脾，复脾胃升降，体现升降气机之法。而治“血”药方面则常用丹参、川芎、赤芍，气血同治既可气血同调，也可兼顾固本清源之效。

本医案中桔梗与枳壳为杨志敏教授调气时的常用药对，桔梗色白味辛，既得肺气之质又及肺金之用，辛者主升；枳壳味微苦，苦者主降；辛开苦降，二药相合可开滞消痹、宣展气机。凡痰湿内困、肝郁不舒、气机阻滞者均可用之。

二、杨志敏教授对血府逐瘀汤治疗失眠的理解与应用经验

杨志敏教授认为老年慢性失眠者，久病必瘀，瘀血内停是其基本病机之一。老年人由于脏腑渐衰，正气亏虚，血液生成减少，引起心血不足，心失所养，心神不安，而致不寐；同时，老年患者运化功能衰减，瘀血等病理产物易在体内积留，最终因阴阳亏虚，瘀血内停导致不寐反复发作，迁延难愈，发为顽固性失眠。古训有云，“久病必瘀”“顽疾多瘀血”，患者失眠日久，脏腑阴阳气血失调，血行不畅，则易致血瘀。瘀血阻滞则气血不能上荣，心神失养，魂不内守，又可致失眠顽固不愈。因此，瘀血既是顽固性失眠的病理产物，又是顽固性失眠的重要病因。

因此，杨志敏教授常用该方治疗老年顽固性失眠患者。她紧扣老年患者阴阳虚损、气血耗伤、血行不畅的生理与病理特点，认为久病必瘀，瘀血内停是老年性顽固性失眠的常见基本病机，再者老年顽固性失眠与患者同患的慢性基础疾病密切相关，二者相互影响，易引发和加重失眠与同患的慢性基础疾病。因此，在治疗失眠的同时要注重同患疾病的治疗，以消除诱因，提高老年顽固性失眠的治疗效果。同时，还应注意患者的心理治疗，使患者放松心情，不去过分关注睡眠，给予自己积极的心理暗示，保持乐观情绪，积极配合药物治疗。

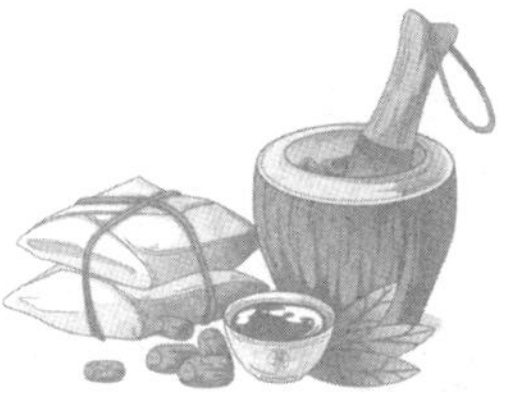

第六章 从心论治失眠医案

第一节 从心论治失眠思路

心为五脏六腑之大主，既主神明，又主血脉，而心神依附于血而活动，并且依靠心血的充养。当心气充沛，心血充盛，血气运行营养周身，心神得养，游行有序，心神宁静得以潜藏，即可酣眠。杨志敏教授认为现代人熬夜多，应酬多，欲望多，这种现代人的生活习惯及生理特点，常造成心血暗耗、肝血不足，是现代人失眠的主要病因病机。其他因素如痰、湿、火，涉及肝、胆、脾、胃、肾，但总离不开心神受扰。心神不安是失眠的最大因素，而神存于心中。《素问·六节藏象论》强调："心者，生之本，神之变也。"治疗主症时，常配合清心、养心、镇心、宁心之品。

本书列举了从心论治的几个证型的膏方使用经验，以期帮助后学者应用。

1．心阳不足证

心阳不足证患者的临床表现多见心悸怔忡、胸中憋闷、手足不温、四肢冰冷、舌淡胖、脉沉细无力。临床上常以桂甘龙牡汤、养心汤为君方。阳虚水泛，水气凌心时可合用苓桂术甘汤，若心阳虚及肾阳虚，则可合用四逆汤。心阳虚则血脉闭阻，故需调气活血，可加予四君子汤、四物汤等。

2. 心气不足证

心阳不足证患者的临床表现多见心悸、气短、精神疲倦、面色淡白、自汗、舌淡白。临床上常以安神定志丸、菟丝煎等为君方。心气不足常累及脾，故常见心脾气虚，临证上常需配伍六君子汤等健脾益气之方。心脾气虚，则津液难于通调，继而痰湿内阻，则可加用温胆汤。

3. 心血不足和心肾不交证

心阳不足证患者的临床表现多见头昏目眩、面色少华、唇甲色淡、舌质淡、脉细弱。临床上常以四物汤、天王补心丸、归脾汤、柏子养心丸等补养心血之方为君方。心血不足可继而出现心阴不足、阴虚火旺，可配合酸枣仁汤；阴虚火旺、心肾不交，则可合用交泰丸。

第二节 心阳不足证失眠临证验案解析

一、心阳不足证失眠医案

Z女士，女，45岁，戊子年冬至前订膏。

患者素体虚寒，终日烦劳，身心皆疲，经年眠差，夜寐不安，眠浅易醒，多梦早醒，情绪紧张，精神困顿，偶头痛头晕，肩颈拘急，心悸怔忡，口干不欲饮，大便稀溏，经数月中药调服，诸症改善，舌淡嫩，苔薄微黄，脉沉细。虑其心脾肾三阳虚损，肝失条达，谨拟温阳安神方，调气活血，令气血调达，身心安泰。

1．处方

吉林人参90克（另煎冲）	赤芍90克	生山茱萸150克
西洋参60克（另煎冲）	白芍90克	女贞子90克
熟附子90克	桂枝90克	补骨脂90克
干姜90克	牡蛎300克	淫羊藿150克
姜制砂仁90克	龙骨300克	苍术90克
青皮60克	太子参450克	白术90克
陈皮60克	石菖蒲90克	炙甘草90克
柴胡90克	郁金150克	茯苓300克
枳壳90克	炙远志60克	茯神300克
麦冬90克	当归150克	生地黄150克
川芎90克	法半夏90克	熟地黄150克
酸枣仁150克	首乌藤300克	丹参200克
黄芪300克	怀牛膝90克	灵芝150克
合欢皮300克	桔梗90克	肉桂45克
五味子60克	黄连30克	

2．煎服法

上味浓煎去渣取汁，文火熬糊，入鹿角胶90克、龟版胶60克、白冰糖200克，熔化收膏，每天早晨以沸水冲服一匙。

3．医案思路

患者阳虚体质，病机主要是肝、肾、脾三脏的阳气亏虚不升。阳不升则阴不降，肝、肾、脾阳气不升，导致心、肺、胆不能潜藏，圆运动由于上旋之力减弱而影响了下旋运动，阴阳不交，神不归根，失眠之病由此而发。肾阳亏虚不能温煦肝木的升发，肝阳不升则见情绪低落、易紧张；情志不遂，肝失条达，疏泄不能，气机郁结，肝用太过，魂不入肝，故见多梦早醒、眠浅易醒；肾阳亏虚不能温煦脾阳，脾失于运化则不耐疲劳、便溏；肝、肾、脾三脏阳气亏虚故见脉沉。

杨志敏教授认为此类失眠患者乃阳气亏虚不升，不升则不降，阳气虚弱无法入阴而致失眠。杨志敏教授常运用圆运动的理论治疗此类失眠患者。圆运动是一个整体的运动，阴先升而后阳乃降，阳能降而后阴转升，在此过程中由于外邪或内伤等病因的影响导致任何一环节出现病变，均可导致失眠的发生。杨志敏教授认为治疗上可以温肾潜阳为主法，肾火温动肾水而上承，得肝木之助而升泄，以养心火，则火气温润，昼得精神；心火、相火得肺金之降而沉潜于肾水中，则心肾相交，相火温煦肾水故夜得安睡；中焦脾胃为轴，脾升胃降，枢转中焦气机，使升降协调，阴阳平衡故昼精夜瞑。祝味菊也谓之“虚人而躁甚者，气怯于内，阳浮于上……甘凉之剂，可令小安，缓和之效也，因其小效，而频服之，则气愈怯则阳愈浮矣，此非亢阳之有余，乃阳衰不能自秘也……宜予温潜之药，温以壮其怯，潜以平其逆，引火归原，导龙入海，此皆古之良法”。

近代名医章次公亦谓“失眠患者，单纯应用养阴、安神、镇静药物效果不佳时，适当加入桂、附一类兴奋药，每收佳效”。又《伤寒论·辨太阳病脉证并治中第六》云：“火逆，下之，因烧针烦躁者，桂枝甘草龙骨牡蛎汤主之。”这提示桂枝、甘草辛甘化阳，以助心阳，心阳得复，而得安宁；龙骨、牡蛎重镇潜降，以导龙入海，宁心安神。该方具有调和营卫、和阴益阳、潜镇摄纳之功，用以治疗失眠，也能起到调节阴阳、安神定志的作用。

杨志敏教授在该膏方组方中以四逆合桂枝加龙骨牡蛎汤、养心汤为主方温阳宁志安神；同时配附子理中汤、左归丸温养脾肾，交泰丸交通心肾；在调气方面，配合砂仁、苍术、白术、陈皮、青皮燥湿运脾，复脾胃升降，同时运用桔梗、牛膝，一升一降，调畅气机；在调肝解郁方面佐以郁金、合欢皮。杨志敏教授在调和阴阳气血的同时重视患者体质，以“衡法”为期，对阳虚失眠患者并未一味偏执，过用重镇潜阳之品，注重补益水中之火，健运中部之枢纽，枢机运转，气机升降有序，心肾交通，生生不息，回归身体“和”之道，故可见该医案中调气之品尤重。

本医案重用丹参，《妇人明理论》中提出：“一味丹参，功同四物。”《本草便读》曰：“丹参，功同四物汤，能祛瘀以生新，善疗风而散结，性平和而走血……味甘苦以调经，不过专通营分。”颜德馨教授认为丹参偏于活血止痛，补血力稍逊，上行入脑，下行入心，其味苦性寒，尚有清心之功，临床配黄连、生地黄、柏子仁，清血热以安神，泻心火、除烦之力益彰。杨志敏教授于此案中妙用丹参，乃尽其所用。本案在补气药中重用太子参，该品虽补气生津之力相对较弱，但其乃清补佳品。患者长期烦劳，虚火内蕴，虚不受补，膏方需经月服用，故选用药性平和之太子参。

杨志敏教授在选用宁心安神之中药方面用药精准到位，如本医案中选用的灵芝。灵芝味甘、性平，归心、肺、肝、肾经，具有养心安神、养肺益气、理气化瘀、滋肝健脾之功。杨志敏教授认为灵芝色重而质轻，可用于神经衰弱型失眠。

二、杨志敏教授对桂枝加龙骨牡蛎汤治疗失眠的理解与应用经验

杨志敏教授常用桂枝加龙骨牡蛎汤治疗阳虚型失眠。她认为方中的桂枝、甘草辛甘化阳，以助肝阳，肝阳上升则昼有精神夜能瞑。白芍、甘草酸甘化阴，降胆经相火，使相火归于肾而不妄动扰乱心神。龙骨、牡蛎重镇潜降以导龙入海，宁心安神。甘草、生姜、大枣调补中气，以助升降之能。全方温心脾之阳，同时潜降相火，恢复升降次序，平衡阴阳，和营卫以治失眠。

在治疗方面，杨志敏教授认为桂枝加龙骨牡蛎汤可联合他方或传统疗法治疗失眠。如临床常见心脾两虚型失眠患者，此时可合用归脾汤联合治疗。对于慢性失眠心阳不足型患者，给予方药的同时可联合使用耳穴压豆治疗。

杨志敏教授在临床治疗失眠患者时发现，桂枝加龙骨牡蛎汤在有效改善睡眠的同时还可以有效缓解患者的共病疾病。慢性失眠患者常共病焦虑、抑郁等症，患者在持续服用

桂枝加龙骨牡蛎汤治疗后，对比单纯服用艾司唑仑等安眠药治疗，患者的睡眠质量及焦虑、抑郁情绪均较治疗前改善明显。故此方可改善失眠共病焦虑、抑郁状态。

第三节　心气不足证失眠临证验案解析

一、心气不足证失眠医案

N先生，男，49岁，丁酉年冬至后订膏。

天命之年，日理万机，工作繁重，不耐气候变化，眠差多梦，头痛目涩，喷嚏时作，受冷尤显，动则汗出，纳馨食厚，食辛则咽干，咳嗽痰黏，便涩，舌淡暗红，苔薄白，左寸脉浮，余弦。虑其上实下虚，阳气不得敛藏，时值冬令，拟益气健脾固肾，补血养心安神，以冀气调血活，树来春健康之本。

1. 处方

生晒参150克（另煎冲）	菟丝子120克	当归90克
白芍90克	山药180克	酸枣仁150克
茯苓150克	五味子60克	干姜60克
知母90克	牛膝90克	桔梗90克
枳壳90克	陈皮60克	白术150克
砂仁60克	熟地黄180克	炙甘草60克

淫羊藿90克	女贞子90克	法半夏90克
柴胡90克	麻黄根150克	桑叶90克
菊花90克	黄芩60克	川芎90克
黄芪150克	黄精150克	山楂150克
龙眼肉90克	莲子150克	丹参150克
茯神150克	牡蛎150克	肉苁蓉150克
百合150克	麦冬90克	蜜远志60克

2. 煎服法

上味浓煎去渣取汁，文火熬糊，入鹿角胶60克、龟版胶60克、阿胶60克、白冰糖200克，熔化收膏，每天早晨以沸水冲服一匙。

3. 医案思路

杨志敏教授遵循张景岳之法，认为“心神不安”是不寐的总病机。《景岳全书》云：“盖寐本于阴，神其主也，神安则寐，神不安则不寐。”心主神，神主寐，神安则寐，故寐与心神密切相关。而其又云：“盖心藏神，为阳气之宅也，卫主气，司阳气之化也。凡卫气入阴则静，静则寐，正以阳有所归，故神安而寐也。”张景岳明确了营卫运行与心神的关系是卫气入阴得寐取决于心神安宁。因卫气入阴得寐在于阳气有所归，而心藏神，为阳气之宅，正是阳气所归之处。心神失养，气血运行失常，可致卫气不能入阴而静养，卫气浮于外而失眠。

张景岳将不寐的病因分为邪实、正虚两方面，即“一由邪气之扰，一由营气之不足”。邪气之扰方面又可分为外邪与内邪。外邪可见伤寒、伤风、火热、疟疾而致心神不安，内邪则是痰、寒气、水气、饮食、忿怒等。营气不足方面，多因思虑劳倦，惊恐忧疑以及别无所累。思虑劳倦伤脾，脾伤则营血生化乏源；而七情内伤，总由心神所管，过用则暗耗心血，以致营血之不足。张景岳认为："无邪而不寐者，必营血之不足也。营主血，血虚则无以养心，心虚则神不守舍……以致终夜不寐，及忽寐忽醒，而为神魂不安等证。皆宜以养营养气为主治。""养营养气"为治疗虚证不寐的法则。

杨志敏教授强调素体虚弱之人不得眠，或因过劳，或因病后，或因产后，皆由气血虚而心脾二脏不足，虽兼有微痰微火，仍当以补养气血为主，或佐以清痰降火之药，不宜过于攻治。"若兼顾而杂治之，则十暴一寒，病必难愈，渐至元神俱竭而不可救者有矣"。因此，本虚之人即便夹有微痰微火，仍然强调以补养气血为主，甚至只宜培补气血，即"凡人以劳倦思虑太过者，必致血液耗亡，神魂无主，所以不寐，即有微痰微火，皆不必顾，只宜培养气血，血气复则诸证自退"。患者年近七七，平素工作繁重，气血俱虚，思虑劳倦伤心脾，故而不寐，患者同时兼上焦痰火，故见目涩、咳痰，仍以本虚为主，兼有微痰微火。治疗宜益气健脾固肾，补血养心安神。

本医案以菟丝煎、二仙汤合酸枣仁汤为君方补血养心安神，辅以百合、牡蛎宁心安神，熟地黄、黄精、鹿角胶、龟版胶、阿胶填补精血，生脉饮益气养阴，共同加强补益宁神之效。以陈夏六君子汤合四逆散为臣方健脾疏肝行气，佐以黄芩、菊花清热。

杨志敏教授在膏方医案中常辨证选用宁心安神之药。如本医案中选用百合既可宁心安神，也可润肺止咳，一药双效。牡蛎养心安神、滋阴养血。

杨志敏教授在膏方中常添加对症中药，如该医案中肉苁蓉补肾润肠通便治便涩；桑叶配菊花清肝明目、清肺润燥治目涩咳嗽；麻黄根固表气、实表虚，治喷嚏；丹参、山楂活血化瘀降脂。

二、杨志敏教授对菟丝煎治疗失眠的理解与应用经验

菟丝煎出自《景岳全书》，《景岳全书》中对本方主治的描述有以下三个方面：一为遗精，“心脾气弱，凡遇思虑劳倦即苦遗精者，宜此主之”；二为胎动不安，“若脾肾气虚而兼带浊者，宜秘元煎、菟丝煎之类主之”；三为带下，“元气虚弱而带下者，宜寿脾煎、菟丝煎……之属”。清代竹林寺僧人所编《竹林寺女科二种》、林珮琴所著《类证治裁》、梁廉夫所撰《不知医必要》等著作在论治上述男科、妇产科疾病时均对此经验加以引用。综上所述，菟丝煎所补益的脏腑当为心、脾、肾，其主治三脏虚损所引起的遗精、带下、胎动不安等病症。杨志敏教授认为菟丝煎具有“固肾填精，补益心脾”的功效，能针对病机“肾虚不固，心脾两虚”而发挥作用。凡病见此证便能应用此方。

杨志敏教授从脏腑协同制约、气机运动解读菟丝煎，她认为：维持睡眠常依靠“三平衡”：阴阳间相平衡，水火为

一，乃得静谧；肌肤腠理、脉道经络通畅滑利，无邪阻碍，气机运动协调平衡；脏腑间平衡，能发挥正常有序的协同、制约作用。因此，凡影响“三平衡”的因素均是导致不寐的原因。

杨志敏教授认为菟丝煎适宜“肾虚不固、心脾两虚”型不寐，以肾失封藏、精亏、元气虚弱为要，兼有心脾两虚。肾虚精亏，则主脏腑气化、肾水上济心阴的功能受损，进而心血亏虚而神失所养，脾气虚而生化乏源。需要强调的是，肾虚精亏不仅使心肾无法相交，更让肝肾间阴阳无法互滋互制，进而影响肝失疏泄的作用。据杨志敏教授临床经验所见，菟丝煎所治不寐患者多有急躁易怒、低落等情志不畅的表现。

杨志敏教授认为，不寐患者具有久病、年老体衰、流产、手淫频繁等肾精受损的病史特点；以舌象见色淡白或红、舌体胖大而质嫩、苔滑，脉象见沉细微或浮芤为要点；兼有焦虑紧张、低落抑郁、神疲乏力、怕冷畏寒、口干喜温水、大便溏、夜尿多、腰膝酸痛、心悸心慌、头晕等诸症一二，可用菟丝煎为主方加减治疗。

菟丝煎与归脾汤均可治疗心脾不足之证，而菟丝煎与归脾汤相比较，相同之处在于白术、甘草、人参、当归、酸枣仁、蜜远志、茯苓（神）等七味药为两方的共有药物，能益气养血而补益心脾；不同之处在于菟丝煎中菟丝子、山药、鹿角霜等三药补益脾肾之余，重在补肾、固肾填精，恢复肾主封藏的功能，而归脾汤以黄芪、龙眼肉为君，气血双补而益心养脾。

第四节 心血不足和心肾不交证失眠临证验案解析

一、心血不足和心肾不交证失眠医案

L先生，男，46岁，丁亥年冬至前订膏。

失眠心烦，多思多虑，梦魇易惊，神疲神萎，多年以来，工务繁多，常有倒班。经去年冬天膏方调治，失眠心烦、心悸梦多、神疲神萎诸症有减，气血调和，精神倍增，偶因甘厚之品而心下不爽，舌淡尖红，苔薄，脉稍细。续以调气活血，养心安神为法。制膏常服，以冀健康却病。

1. 处方

吉林人参90克（另煎冲）	枳壳60克	姜制砂仁90克
西洋参60克（另煎冲）	桔梗60克	骨碎补90克
灵芝150克	生地黄150克	山药150克
柏子仁150克	熟地黄150克	苍术90克
炙黄芪150克	怀牛膝90克	白术90克
当归90克	白芍90克	干姜90克
川芎90克	郁金90克	大枣60克
茯苓150克	补骨脂90克	炙甘草60克

青皮60克	芡实150克	党参150克
陈皮60克	炙远志90克	淫羊藿150克
酸枣仁150克	仙茅90克	丹参150克
肉桂30克	生山茱萸150克	白豆蔻仁60克
五味子60克	巴戟天90克	玉竹150克
黄连24克	菟丝子90克	延胡索90克
法半夏90克	首乌藤300克	龙骨150克
龙齿150克		

2．煎服法

上四十六味，文火熬糊，入龟版胶90克、鹿角胶90克、白冰糖250克，熔化收膏，每天早晨以沸水冲服一匙。

3．医案思路

就诊男子已连续三年来诊调治。杨志敏教授认为，该男子初诊时工作劳累太过，且常倒班工作，更是耗伤心血。虽经上诊调和气血，当前精神好转，但目前仍需高强度工作，耗伤心血依旧，长久以往，阴血进一步亏损，阴精不能上承，倒班工作亦加剧阴阳升降出入异常，阳气当降未降，阴阳失衡，进一步损耗心血，便仍梦多易惊。工务繁多，饮食不调，肥甘之品滞留中焦，中气运转不畅，因而心下不爽。

正如《景岳全书·不寐》所说："总属其阴精血不足，阴阳不交，而神有不安其室耳。"且又有言："劳倦、思虑太过者，必致血液耗亡，神魂无主，所以不寐。"加之常年耗伤津血，其气必衰。《灵枢·营卫生会》中的"营在脉中"，指的就是营气行走于血脉中；《血证论·阴阳水火血气论》中的

“守气者，即是血”，所指的“气”必须依附于血和津液，而存在于体内。如果“气”失去依附，则气将浮散无根漂浮外泄。因而血虚者，气亦易衰。该男子产生不寐的根本原因即心血耗伤，气血两亏。

故本次杨志敏教授以当归补血汤为君方，以柏子养心汤及交泰丸为臣方，作补气养血、定惊安神及交通心肾之谋。其中柏子养心汤正如《虚损启微》中描述：“治心劳太过，神不守舍，合眼则梦。”同时杨志敏教授认为，阴阳升降出入，还需“中轴”运转方才完整。因男子公务应酬甚多，常有食无定时，易致中焦不畅，因而佐以理中汤、茯苓、砂仁等调畅中焦，枢转中焦气机，进一步协调气机的升降出入，以达阴平阳秘，昼精夜瞑。

同时柏子养心汤或柏子养心丸中，用朱砂以清心镇惊安神，但考虑朱砂为硫化物类矿物，现代研究中明确说明朱砂有毒，不宜大量服用，也不宜少量久服。因而于膏方制作中，朱砂替换为龙骨、龙齿共用，以重镇安神，以共奏养心镇惊安神之效。此外，此次制膏配以少量黄连。黄连味苦性寒，有违内服膏药口味醇正之特性，且过量久服易伤脾胃，目前制膏多用于外伤疮疡，但考虑患者常年熬夜，恐其已耗伤阴津，内生心火。正如《本草备要》对黄连的描述：“入心泻火，镇肝凉血，燥湿开郁，解渴除烦。”故此次少量给予黄连，以降虚火，同时可与柏子养心汤中之肉桂互为配伍，阴先升而后阳乃降，阳能降而后阴转升。

二、杨志敏教授对交泰丸治疗失眠的理解与应用经验

目前对于不寐的中医理论研究中，其病机为阳不入阴、阴阳失调。交泰丸一方由黄连、肉桂两味药组成，轻用肉桂补火助阳，重用黄连引火归原。两药配伍，清中有温，以清为主，使寒而不遏，降心助肾，重在清心降火，相辅相成，使心肾相交，水火既济，则心肾自安，不寐自除。此为交泰丸应用于失眠的基础，杨志敏教授对此进一步深入，认为五脏六腑任何一个环节出现异常，则人体气血升降出入受阻，均有可能会影响阴阳，进一步影响睡眠。故本案中，考虑患者的工作性质，易致虚火炎上，因此在解决患者心气不足的基础上，辅以黄连、肉桂进一步平衡阴阳。但在膏方中应用黄连需要注意，因其味苦性寒，有违内服膏药口味醇正之特性，过量久服亦容易伤脾胃，因此需要注意配伍及用量。

第五节　虚实夹杂证失眠临证验案解析

虚实夹杂证失眠医案

L女士，46岁，丁酉年霜降后订膏。

患者既往行子宫肌瘤切除术后，兼因乳腺增生等疾病而

情绪紧张，心悸失眠，思虑过度，眠浅易醒，醒后难眠，早醒梦多，终日惶惶恐恐；身心疲倦，少气懒言，咽痒易咳，心脾暗耗，血不养神；性情急躁，时有心慌，紧张焦虑，疲劳乏力，口干眼干，午后手足心热。胃脘部隐痛，压之疼痛；纳食不馨，大便黏腻，舌淡红，舌体胖、边有齿痕，苔白，脉沉滑；月经色暗，量适中。虑其心脾失养，营卫欠和，拟以补肾填精、调养心神为法，以冀气血调和，脏腑阴阳各司其职，树健康之根基。

1．处方

红参90克（另煎冲）	生晒参90克（另煎冲）	当归150克
川芎90克	白芍90克	熟地黄150克
茯苓150克	茯神150克	山药150克
生山茱萸150克	泽泻90克	干姜90克
白术90克	炙甘草90克	乌梅90克
细辛30克	菟丝子120克	仙鹤草90克
女贞子90克	淫羊藿90克	枸杞子90克
桑寄生90克	巴戟天90克	知母60克
酸枣仁150克	莲须60克	砂仁45克
丹参90克	蜜远志60克	紫苏梗60克
苦杏仁90克	莪术90克	厚朴90克
肉苁蓉150克	牡蛎150克	

2．煎服法

上味浓煎去渣取汁，文火熬糊，入鹿角胶60克、阿胶60克、白冰糖250克，熔化收膏，每天早晨以沸水冲服一匙。

3. 医案思路

本医案中，杨志敏教授发现患者不得眠之诱因来自各类妇科疾患，因而思虑过度，心脾暗耗，以至营血不足，为营血不足之不寐，患者心悸心慌、紧张焦虑、性情急躁等症均出于此。故采用“养营养气”，补养气血为主的治疗方法。

因此，本医案以菟丝煎为君方，以助患者养心安神，气血足则心神有所依，可令思虑减，夜安眠。同时应用六味地黄汤、二仙汤、肉苁蓉等补肾填精益髓，协助调养心神。

同时杨志敏教授也留意到患者还存在“因虚致实”：手心烦热，终日惶恐。此为营气不足，气血不相顺接，虚阳浮越于外，因此佐以乌梅汤收敛透转外跃之阳气，同时配合知母、牡蛎兼顾滋阴润燥。但因患者胃脘部压之疼痛，纳食不馨，脉显沉滑，考虑痰湿留中，除了应用补益，还应注重“通”，故应用紫苏梗、厚朴等气药以推行中气，以通为补。最后考虑患者为术后，且饱受妇科疾患，故适当配合丹参、莪术等药物以活血祛瘀。

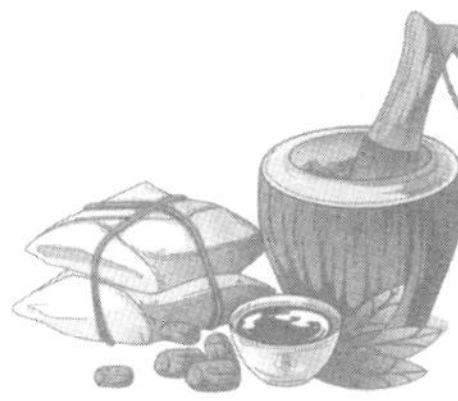

第七章 从脾论治失眠医案

第一节 从脾论治失眠思路

现代人生活方式及饮食结构改变，容易出现胃肠道及精神方面的双重疾患。《素问·逆调论》有云："胃不和则卧不安。"脾胃位处中焦，居其中轴，若轴运失常，枢机不利，阳不能入于阴，便致失眠。现代医学众多研究亦有表明，胃肠道及精神压力等因素会影响睡眠质量。

《素问·经脉别论》中"饮入于胃，游溢精气，上输于脾。脾气散精，上归于肺，通调水道，下输膀胱。水精四布，五经并行，合于四时，五脏阴阳"向我们展示了人体水液代谢的过程。脾胃虚弱，水液代谢通路受到影响，可能会导致痰湿内阻的状况出现。最关键的是人体中肠胃的生理特性是主通降和司变化。如果体内的正气不能够通调，气机从升到降的转换就会受到阻碍，因此很多脾胃不好的人会出现睡眠方面的问题。

脾胃虚弱会导致水液痰湿血瘀等病理产物出现，还会导致人的身体出现其他方面的病症，而这些病症的发作又会导致人体出现阴阳不交，所以会影响到人体的睡眠质量，甚至出现失眠的现象。

与此同时，杨志敏教授认为，五脏调补，重在脾肾。其中中焦脾胃为轴，脾升胃降，枢转中焦气机。升降协调是心肾相交、水火合抱的动力之一，因此，在治疗失眠时，亦有从脾胃入手，善用苍术、白术，使湿去脾自健，脾健湿自去。燥湿健脾，相得益彰。同时，作为膏方处方的制作，第一章节中亦有相应描述，杨志敏教授常以益肾填精、补脾养胃为膏方补益大法，常用脾胃相关方药作为膏方主方使用。而在治疗失眠的病案中，方药上常灵活应用理中汤丸、补中益气汤、二陈汤、开中焦方、柴胡类方等为主制定从脾胃论治不寐病的膏方。

因此本书列举了脾脏常见的几个证型的膏方使用经验，寄有助于读者。

1．脾阳虚证

脾阳虚证患者的病机属于本虚寒证，病因多为损耗脾阳，症见四肢寒凉、畏风恶寒、难以入寐，或是中途易醒、日间肢体倦怠、神疲乏力甚、脉沉细弱。此时当用理中汤丸、补中益气汤等主方以温补。但同时需注意脾胃与他脏的关系，常予配合当归、川芎等药物温阳活血、补益心脾，以及补骨脂、续断、淫羊藿等补肾之药同调脾肾。

2．痰湿证

痰湿证患者的病机属于本虚标实，痰饮内生，病因多与脾失健运，湿无以化，湿聚成痰有关。症见鼾声隆隆，辗转易醒，醒后肢体困重，活动倦减。常以二陈汤、开中焦方为主方作祛湿化浊之谋。强调痰湿疾病的治疗中须健运脾胃、分消走泄以治痰湿，常配合应用藿香、苍术、茯苓等芳香健脾燥湿之药共增健运脾胃、燥湿化痰之效。

3. 寒热错杂证

寒热错杂证患者多因肝脾不调，耗伤精血，土虚木乘而致；症见消谷善饥，肢体麻木，影响入睡，脉弦紧而数。因此强调“木篡土位”“肝脾失和，脾运不畅”等病机。除常规应用补中益气、理中之辈健脾益气外，可适当配合菊花、黄芩等凉药以疏肝清热，寒热平调。

第二节 脾阳虚证失眠临证验案解析

一、脾阳虚证失眠医案

L小姐，女，48岁，丁酉年小寒后订膏。

多年以来，患者被公务缠身，思虑难寐，入寐易醒，难以复睡，畏风恶寒，神疲倦怠，湿疹时发，口中和，胃纳一般，便溏质黏，舌淡红，苔薄，脉沉细。思虑过多，脾气亏虚，气阴两伤，当以悦脾养心，调和气血，以冀气调血活，情志条畅，舒缓愉悦，树来春健康之本。

1. 处方

红参150克（另煎冲）	牡蛎150克	白术90克
生晒参150克（另煎冲）	巴戟天90克	陈皮60克
熟附子60克	石菖蒲90克	茯苓150克

干姜90克	鸡内金90克	茯神150克
砂仁60克	升麻45克	淫羊藿150克
炙甘草90克	当归150克	熟地黄150克
麦冬90克	酸枣仁150克	川芎90克
法半夏90克	黄芪300克	续断90克
细辛45克	合欢皮150克	天麻90克
乌药90克	菟丝子90克	蒺藜150克
肉桂45克	补骨脂150克	五味子60克
吴茱萸60克	生山茱萸180克	肉苁蓉150克
白芍120克	柴胡90克	木香60克
桂枝120克	苍术90克	

2．煎服法

上四十一味，文火熬糊，入阿胶90克、鹿角胶90克、白冰糖200克，熔化收膏，每天早晨以沸水冲服一匙。

3．医案思路

杨志敏教授认为，此女子就诊，以失眠为主诉，详问原因，皆因工作压力，多愁善感。《素问·天元纪大论》有曰："人有五脏化五气，以生喜怒思忧恐。"《素问·阴阳应象大论》又曰脾"在志为思"，这说明情志活动和脏腑气血密切相关，情志活动的产生必须以五脏精气作为物质基础，情志活动是各脏腑功能活动的一种表现，长期持续的忧愁思虑或暴喜大怒将会内伤脏腑。此句条文于此女子得以验证：思虑操劳，疏于调养，忧思伤脾，胃气不和，脾虚不振，不思饮食，气血生化来源不足，渐至心神失养，阴不敛阳，故见不寐反复，难以持续；脾气虚耗，推动无力，可见神疲倦怠，少食懒言。

同时杨志敏教授考虑广东为典型岭南气候，常年高温多雨，四季夏长冬短。早在《素问·阴阳应象大论》中就指出南方地区“天不足西北……地不满东南”。《岭南卫生方》则记载：“岭南既号炎方，而又濒海，地卑而土薄。炎方土薄，故阳燠之气常泄；濒海地卑，故阴湿之气常盛。”同时清代广东名医何梦瑶在《医碥·卷六》中记录：“岭南地卑土薄，土薄则阳气易泄，人居其地，腠理汗出，气多上壅地卑则潮湿特盛，晨夕昏雾，春夏淫雨，人多中湿。”故此女子气运不畅，水液失疏，聚而成湿，湿疹时发。

因而杨志敏教授考虑本案例中患者失眠为表象，脾气虚损为根本。故选用理中汤、补中益气汤为君方，以宗张仲景理中之法，人参、白术健脾益气以固中气；茯苓、砂仁调畅中焦以定脾胃，干姜温胃散寒除湿；同时配合补中益气汤升举中气，调和气血；臣以熟附子、当归、川芎等药物温阳活血。同时佐以天麻、蒺藜等药物以祛风除湿治疗皮肤湿疹；应用补骨脂、续断、淫羊藿等补肾之药兼顾先天之本，先后天同调。

除健脾益肾、温阳化湿外，杨志敏教授也注重阳气的潜藏及阴中求阳的搭配思路，配伍“山茱萸、地黄”等金匮肾气丸中的药对，以达引阳归根，阴气自敛，阴平阳秘，夜寐安和之效。同时此方苍术、白术共用于治疗以脾胃为主病机的疾病中，尤其是脾虚湿阻，虚实同巢之病机，两药并用，一补一运，相得益彰，以健脾祛湿。

二、杨志敏教授对理中汤治疗失眠的理解与应用经验

杨志敏教授吸收历代医家理论及经验，同时继承颜老的膏方学术思想，针对患者体质制订膏方。但需要注意在理中汤温运脾阳的正治法外，需要顾及脾胃与他脏的关系，常予补益心脾、脾肾同调等治法，同时需要注意“运脾”，以促进脾升胃降，升清降浊。

在本案例中，杨志敏教授注意到患者的根本病因为“思虑伤脾”。目前众多现代医学研究发现，大脑接收到刺激信号，通过神经系统传递信号至胃肠，可产生一系列胃肠动力或肠道分泌等反应；同时这一信号刺激回路释放的神经递质亦可刺激大脑，让其情绪、行为等产生相应的改变。其中内源性5-羟色胺（5-HT）就是调节胃肠道运动和分泌功能的重要神经递质之一，是重要的中枢神经递质，同时与精神、情绪活动关系密切。现代研究已经证实，肠道微生物紊乱会造成宿主行为学的改变，通过饮食可诱导微生物菌群发生变化，从而改善焦虑、抑郁行为。又有研究表明，益生菌能控制脑源性神经营养因子的表达水平，从而改善焦虑行为，同时情绪亦对相关因子表达具有促进作用。此外，5-HT向外周释放，作用于5-HT3受体，与应激、焦虑及中枢性促肾上腺皮质激素诱导的结肠动力过程关系密切。

以上众多研究均说明胃肠功能与情志活动之间的相互关系，而目前情志活动恰恰是产生睡眠问题的重要诱因之一。这也印证了历代医家关于脾运失健，湿浊内生，困遏脾胃，气血

生化乏源，心神不得养，心思不应于脾，则产生情志障碍，继而影响夜寐之安的理论。

三、随访

患者仍公务繁忙，但夜寐有所改善，日间精神抖擞，且在随访中表示平素处理要事稍显镇定。

第三节 脾虚夹痰湿证失眠临证验案解析

一、脾虚夹痰湿证失眠医案

W先生，男，53岁，丙申年订膏。

患者失眠多年，鼾声隆隆，辗转易醒，醒后肢体困重，活动倦减，常年易咳，痰多白黏；素体肥胖，口气臭秽，胃纳腹胀，偶现腹泻；舌淡，苔腻，脉稍显滑；血糖偏高。病机为痰湿中阻，气机不畅，津血不行，治以芳香化湿，调达气血，以冀五脏元真通畅，六腑各司其职，树来春健康之本。

1. 处方

边条参90克（另煎冲）	百合150克	前胡120克
生晒参90克（另煎冲）	麦冬90克	赤芍90克

藿香90克	黄芪150克	大枣150克
苍术90克	当归90克	桑叶90克
陈皮60克	熟地黄150克	桑椹150克
清半夏90克	川芎90克	黄精150克
山楂150克	枳壳90克	菟丝子150克
茯苓150克	柴胡90克	巴戟天90克
生姜120克	黄芩90克	肉苁蓉150克
炙甘草90克	桂枝90克	淡豆豉60克
沙参90克		

2．煎服法

上三十一味，文火熬糊，入阿胶90克、鹿角胶90克、甜蜜素5克，熔化收膏，每天早晨以沸水冲服一匙。

3．医案思路

杨志敏教授察诊，该男士失眠数年，未能察觉具体缘由，且呈逐年加重之势。观其形体肥胖；闻其谈吐间可及秽浊口气；问其不寐主要表现为辗转易醒，并可见鼾声隆隆，次晨肢体困重，活动可减；切其脉犹如珠滚盘往来流利。结合初步四诊表现，患者一派痰湿之象，继而追问平素的生活习惯，方知应酬甚多。本《岭南卫生方》即有言“濒海地卑，故阴湿之气常盛”，久居沿海，湿邪长盛，再加嗜食生冷酒醴肥甘，损伤脾胃，脾胃运化失职，津液不得运化转输，停聚而生湿。因而察其根本，乃脾失健运，湿无以化，湿聚成痰，阻遏气血而成。

同时杨志敏教授亦留意到该患者常伴咳嗽咳痰，谓此乃应验“脾为生痰之源，肺为贮痰之器”之言；再者《素问·上古天真论》亦有言：“丈夫八岁，肾气实，发长齿更……五八，肾气衰，发堕齿槁。六八，阳气衰竭于上，面焦，发鬓斑白。七八，肝气衰，筋不能动，天癸竭，精少，肾脏衰，形体皆极。”本案例中患者年近七八，肾脏渐衰，又应验“肾为生痰之本”。

因而方选二陈汤、开中焦方为君方，作祛湿化浊之谋。开中焦方是扶阳学术流派郑卢医学中“桂枝法”的具体呈现，强调痰湿疾病的治疗中须健运脾胃、分消走泄以治痰湿，常配合应用藿香、苍术、茯苓等芳香健脾燥湿之药材，共增健运脾胃、燥湿化痰之力，以达根本，调畅气血，畅通五脏元真。臣以柴胡疏肝散及小柴胡汤，助力二陈汤理气消痰，祛湿化浊，对中焦气滞、痰凝湿阻尤为合适。同时加用熟地黄、当归滋阴养血，百合、沙参、桑叶等滋养肺阴，巴戟天、桑椹、黄精等补益肾气；配合二陈汤燥湿化痰，肺、脾、肾并调，中土为轴，金水相生，助年迈者摒除湿痰内盛，肺肾阴虚之侯。此举亦充分展现了杨志敏教授的制膏之法：量体用药，以平为期，通补相兼，动静结合；标本兼治，先后天同调。

杨志敏教授认为“湿”应包括津液代谢异常的病理产物痰、湿、瘀，她同时善用颜老治湿十法治疗。针对岭南人的体质特点，灵活运用温潜阳气、补土伏火、培元固本、化湿醒脾、辛开苦降等治法。此处开中焦方、柴胡类方等便是其中极具代表的方药。同时为了调整膏方口味，常需要适当调整糖类在膏方中的用量，防止滋腻影响疗效和吸收。此例患者血糖异常，因而改用甜蜜素以调整膏方口味。此外，还可考虑使用木糖醇或适量蜂蜜。

二、杨志敏教授对二陈汤治疗失眠的理解与应用经验

杨志敏教授认为每遇鼾声隆隆、形体肥胖之人，必有水停痰湿，清阳不升，浊阴不降。先贤有“脾为生痰之源，肺为贮痰之器”之言，因此杨志敏教授必定同时注重脾肾同调。应用二陈汤及开中焦方，强调在湿病的治疗过程中需要健运脾胃、分消走泄以治痰湿。

正如“脾为生痰之源，肺为贮痰之器”之言，说明脾与肺两脏之间，痰饮水湿可谓是其中一个重要的互为影响的关键因素。目前众多临床研究成果表明，痰湿是睡眠呼吸暂停的主要病理因素。而睡眠呼吸暂停是影响睡眠的重要原因之一。据报道，42%～55%的阻塞性睡眠呼吸暂停低通气综合征（OSAHS）患者在睡眠或初级护理诊所就诊时有失眠和睡眠呼吸紊乱的表现，而失眠患者中约有29%～67%合并OSAHS。

因此，每当杨志敏教授遇上形体肥胖的失眠患者，均会考虑其是否存在与睡眠相关的呼吸障碍，并会嘱咐患者注意必要时完善相关检查以排除器质性疾病的可能性。在以药物治疗痰湿之余，亦会从患者个人体质及生活习惯入手，通过适当的运动及汗法进一步帮助患者免受痰饮的影响。

三、随访

患者次年复诊，形体较前结实，夜寐有所改善，家属诉其夜眠鼾声有所减轻，日间精神明显增强。舌淡苔薄，脉弦。

第四节 脾阳虚夹痰湿证失眠临证验案解析

脾阳虚夹痰湿证失眠医案

W先生，78岁。戊子年小雪前订膏。

患者夜睡惊醒，心悸胸闷，日间困倦，神倦乏力，肢麻酸痛，形寒怕冷，喜温喜按，偶有咽中痰阻。舌淡，苔薄白，脉沉细。以膏调治，寓防于治，乃善于养生者，据胜复之法，平衡阴阳，温阳益气，调脾养心，以冀气调血活，树健康之本。

1．处方

吉林人参150克（另煎冲）	赤芍90克	生山茱萸150克
西洋参60克（另煎冲）	桂枝90克	女贞子90克
熟附子90克	牡蛎300克	补骨脂90克
干姜90克	龙骨300克	淫羊藿150克
姜制砂仁90克	太子参450克	苍术90克

炙甘草90克	石菖蒲90克	陈皮60克
柴胡60克	郁金90克	茯神300克
枳壳60克	炙远志60克	熟地黄150克
麦冬90克	当归90克	川芎90克
法半夏90克	柏子仁150克	首乌藤300克
丹参200克	黄芪300克	降香45克
灵芝150克	鸡血藤300克	桔梗60克
红景天60克	巴戟天90克	金狗脊90克
肉桂60克	山药300克	泽泻90克
白术90克	茯苓300克	

2. 煎服法

上味浓煎去渣取汁，文火熬糊，入鹿角胶60克、龟版胶60克、白冰糖250克，熔化收膏。每天早晨以沸水冲服一匙。

3. 医案思路

杨志敏教授认为，此患者终日夜眠而惊醒，神疲乏力，形寒肢冷，目前暂无明显特殊诱因，符合原发疾病的表现。探其舌脉象，乃显一片虚象。心悸胸闷、日间困倦、神疲乏力皆为脾气虚之表现。而咽部痰阻考虑为脾阳虚不能运化水湿，中轴不能运转，气机升降出入受阻而成，结合舌脉象并非真有外邪在内。同时杨志敏教授考虑患者年事已高，需充分考虑老年人的脏腑虚损情况，因而十分适合用膏方以图“缓治”，寓防于治，平衡阴阳，温阳益气，调脾养心。

因此，杨志敏教授以附子理中汤为君方，旨在温阳理中，中轴方可健运，固本清源，以恢复气机运转。其次佐以四逆散及桂枝加龙骨牡蛎汤，旨在疏泄气机，潜镇摄纳，调畅气血，以助气机升降浮沉有度。

最后注意配合肾为先天之本、性命之根，脏腑功能之发挥需肾气之推动，因此，杨志敏教授配合应用补肾药物以益肾填精，与附子理中汤相辅相成，充分发挥膏方补益大法，先后天同调。

第五节　寒热错杂证失眠临证验案解析

一、寒热错杂证失眠医案

L先生，男，59岁。戊戌年订膏。

患者数十年来，烟酒无度，卒中风邪，幸治疗及时，日渐好转，却失眠多梦，腰膝酸软沉重，影响入眠，眠浅易醒，潮热盗汗，夜尿频繁，醒后仍神疲乏力。胃纳馨香，善饥却食少腹胀，嗳气泛酸。偶见心悸，手足冰冷，大便溏不成形，舌淡，苔白腻，脉弦细。脾胃寒热错杂，营卫不和，心脾失养，帅血无力。刻值冬藏之候，宜拟调和寒热、调气活血膏方，以令其气血条达而致和平，树来春健康之本。

1. 处方

红参90克（另煎冲）　白芍90克　乌梅60克

生晒参60克（另煎冲）	当归120克	沙参90克
干姜90克	川芎120克	牛膝90克
甘草120克	茯苓90克	巴戟天90克
菊花150克	大枣120克	黄精120克
白术90克	枳壳120克	玉竹150克
黄芩120克	淡豆豉90克	砂仁60克
防风90克	泽泻90克	陈皮60克
桔梗90克	茯苓皮120克	苍术90克
细辛30克	桂枝60克	

2．煎服法

上二十九味，文火熬糊，入阿胶90克、鹿角胶45克、龟版胶45克，熔化收膏，每天早晨以沸水冲服一匙。

3．医案思路

杨志敏教授认为，患者数十年来，烟酒无度，曾有心脑血管疾病，幸及时发现得以治疗，但自此睡眠质量差，多梦易醒，并伴有潮热汗出，其症皆为阴液耗损、阴不维阳、虚阳上越之象。再察其日常表现，兼见腰膝酸软，手足冰冷，便溏之候，因而考虑阳气亦有不足。但患者又见似于消谷善饥之胃中热盛之状。舌象可见苔白而腻，胃气尚足；而在脉象中却又显弦细虚脉，心血欠缺。综上具体症状表现，杨志敏教授虑其本在心脾两虚，气血化生无源，血脉推动无力；兼夹胃热炽盛，进一步耗伤阴液。此为寒热错杂，阴阳两虚之证。

因胃热炽盛，损耗阴液，故当先平调寒热，考虑该患者疾病之本在于心血不足，运化无力，阴血亏虚，容易进一步导致虚风内生。且患者兼症腰膝酸软沉重、手足逆冷，阳气亦见虚损；气血不足，卫外不固，风邪亦易于入侵。

本次以四君子汤、理中汤为君方，同时臣用侯氏黑散寒温并用、攻补兼施，一为除胃中积热，扶助正气，养血柔肝，标本同治；二为预防进一步受风邪入侵，未病先防。综上所述，全方以人参、干姜、茯苓、白术温中健脾益气，恢复脾胃受纳腐熟、运化转输功能；菊花、黄芩疏风清热；当归、川芎养血通络；桂枝祛风通阳；桔梗化痰散结。同时配合牛膝、巴戟天、黄精等药补益先天之本，先后天同治，终令其寒热平调、气血条达，而致和平，树来春健康之本。

杨志敏教授在此案例中，重用枳壳、川芎等行气药，缘于《慎疾刍言・老人》中的“盖老年气血不甚流利，岂堪补住其邪，以与气血为难”。中老年人新陈代谢逐渐减弱，排泄功能日益降低，痰湿瘀血内聚，气血流行阻滞，影响身体健康。因此，本案例具有较多祛风通络行气的药物，以促使机体气血流畅，使脏腑、气血恢复和维持正常的生理功能，并保持动态平衡。所谓“以通为补”“清源固本”，此乃岭南膏方中“补泻观”的体现。

二、杨志敏教授对侯氏黑散治疗失眠的理解与应用经验

侯氏黑散出自张仲景《金匮要略・中风历节病脉证并治》：“治大风，四肢烦重，心中恶寒不足者。”“杵为散，酒服方寸匕，日一服，初期服二十日，温酒调服，禁一

切鱼肉、大蒜，常宜冷食，在腹中不下也。”《医林纂要探源》曰：“治风淫以辛凉，故菊化君之，而防风、川芎、细辛皆所以佐之有内外上下相承之妙；风乘卫虚，故参、术、茯苓以补胃，而桔梗、黄芩以清肺胃榆气，肺主气；风乘荣虚，故干姜、当归以补肝，而川芎、桂枝以行之亦有内外之别；荣卫皆虚，外则筋不荣而体不用，内则心君失所养而怯怯不安，故牡蛎、矾石以保而安之。此方乍见似杂而无伦，按之乃见精义。本方云：上末用温酒调方寸匕，服二十日，日三。再冷食，服四十日，共六十日止，剧药积腹中不下，热食则下矣。盖风已入里，故欲积渐以消之，略与用丸药同耆耳。彼以为中风、历节之治，而疑其伪者，固不足以知之程云来谓此非仲景方，即称其于驱补之中，行堵截之法者，亦未足以深参其妙也喻嘉言称其于驱补之中行堵祝之法，非思议所可到。”

杨志敏教授师从颜老的膏方学术思想，临证强调“脾统四脏”学说，不仅于生理上强调脾胃的特性与功能，而且在病理上尤为重视肝对脾胃的影响，强调“木篡土位”“肝脾失和，脾运不畅”等病机。在特殊患者中，关注“肝家气火”“上热、中虚、下寒”等特点，寒温并用，抑木扶土。

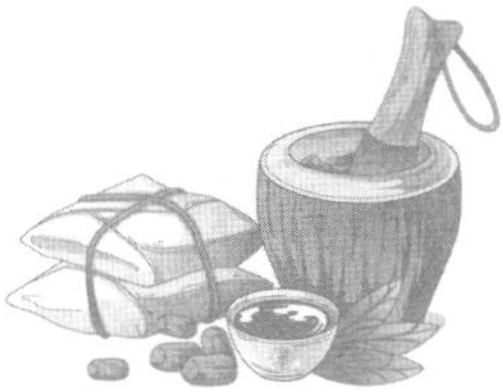

第八章 从肺论治失眠医案

第一节 从肺论治失眠思路

在既往古籍中，甚少直接描写肺脏与失眠之间的关系，即使有也是指出因肺病间接影响心肾造成阴阳不交而不寐，如肺病引起气机逆乱、咳嗽气喘，因反复躯体不适干扰而造成失眠的描写较多。而察其原因，皆因肺主气，肺为气之主，主导全身气的升降出入，也主导卫气营血生成及运行。因此，肺脏受损，气机运行受到阻碍，营卫不和，阴阳不交，发为失眠。同时肺脏还有一个重要的功能：通调水道，朝百脉主治节，主导全身水液输布与运行。肺脏功能受损，也会影响水液代谢通路运行，脏腑功能失调就会影响睡眠。

本书列举了肺脏常见的几个证型的膏方使用经验，寄有助于后学者。

1．肺阴亏虚证

其主要病机为肺阴不足，肺乃肾之母，肺虚及肾；临床多表现为失眠伴有咳嗽、痰少难咳、神疲腰酸、五心烦热、舌红苔少、脉沉等。组方常以沙参麦冬汤、百合固金汤、六味地黄汤等为主方滋阴润肺补肾。由于上述方药均为滋补之品，需注意同时佐以行气醒脾药，动静结合，以通为补。

2．肺肾两虚证

其主要病机为肺肾阴虚，血气不足，同时肾气不足，水泛为痰，属本虚标实之证；临床多表现为夜间不寐，日间疲乏，咳嗽白痰，伴有口干发咸、舌红脉滑等。临床上常以金水六君煎为主方，同时配合六味地黄汤等滋肾药物共同滋肾养肺，健脾化湿。

3．寒饮伏肺证

其主要病机为寒邪、水饮留滞肺中，气机升降出入受阻；临床多表现为咳喘、咳嗽痰白、身体疼痛，夜间明显、影响睡眠，舌淡苔白、脉浮滑等。组方常配合应用小青龙汤，注意膏方必须固本清源，以平为期，注意攻补兼施，以图缓治。

第二节 肺阴亏虚证失眠临证验案解析

肺阴亏虚证失眠医案

W女士，女，48岁，丙申年小雪后订膏。

患者反复失眠多年，易醒梦多，伴有反复咳嗽，秋冬为甚，痰少难咳，胃纳尚可，神疲腰酸，五心烦热，二便尚调，舌红，苔少，脉沉。虑其肺脾肾虚，金不生水，拟以益精固肾，培土生金为法。制膏常服，补诸虚百损，为来春建立健康之基。

1．处方

生晒参60克（另煎冲）	玄参90克	淫羊藿90克
边条参90克（另煎冲）	百合150克	补骨脂90克
熟地黄190克	枳壳90克	莲子150克
山药300克	桔梗90克	芡实150克
生山茱萸150	苍术90克	黄精120克
茯苓150克	白术90克	当归120克
泽泻90克	防风90克	蜜紫菀90克
牡丹皮90克	细辛45克	砂仁60克
熟附子60克	橘核60克	炒麦芽90克
肉桂45克	陈皮60克	紫河车90克
五味子60克	法半夏90克	葶苈子90克
麦冬90克	巴戟天150克	牡蛎150克

2．煎服法

上味浓煎去渣取汁，文火熬糊，入鹿角胶60克、龟版胶60克、白冰糖250克，熔化收膏。每天早晨以沸水冲服一匙。

3．医案思路

患者反复失眠多年，以夜间梦多易醒为主要表现。《素问·上古天真论》有云："肾者主水，受五脏六腑之精而藏之。"杨志敏教授认为，失眠梦多易醒乃肾阴阳亏损所致，肾水不足，无以滋养各脏，以致气机不和。相火妄动，上扰于心，心火上扰神明，引起不寐；水不涵木，魂失所养，游逸于外，发为梦游，或肝阳无制，扰动心神，发为多梦。患者神疲腰酸，五心烦热，皆为肾阴不足的重要表现。同时杨志敏教授也发现患者反复咳嗽，且多在秋冬天气转凉后出现，其一考虑为肾虚而不能纳气，气逆上冲故出现反复咳嗽；其二结合患者痰少难咳，兼具肾阴不足之表现，恐后续治疗会进一步损伤肺阴或外感燥邪；其三考虑“脾为生痰之源，肺为贮痰之器，肾为生痰之本”，虽患者胃纳尚馨，仍需注意痰湿内生，诱发疾病加重。

因此，杨志敏教授认为患者失眠乃肺肾阴虚之表现。本案拟六味地黄汤为君方，配合麦冬、五味子组成麦味地黄汤以滋阴，配合附子、肉桂组成桂附地黄汤以温肾，以滋阴为主，阴阳并补。臣以百合固金汤以滋肺阴，佐以二陈汤以求培土生金，金水相生，充分发挥“动静结合”的用药特点，以“和”为法，补诸虚百损，为来春建立健康之基。

杨志敏教授对于肺阴亏虚患者，会根据情况选择应用沙参麦冬汤或百合固金汤。沙参麦冬汤主要治疗外感燥邪所致肺阴亏虚，而本案患者目前症状以肺肾阴亏为主要表现，因此臣方选用了百合固金汤。而百合固金汤一方中，含有地黄滋肾壮水，与百合、麦冬、玄参等药物配合以滋阴润肺，金水并调。同时在膏方中应用该类药物需关注用药是否过于滋腻，需要适当配伍气药“以通为补”“动静结合”。

第三节 肺肾两虚和水泛为痰证失眠临证验案解析

肺肾两虚和水泛为痰证失眠医案

Z先生，男，59岁，甲午年立冬后订膏。

患者获知心脑血管疾病及糖尿病后，家庭又诸事不顺，因而悲伤过度，随即出现夜间不寐，日间疲乏，噩梦增多，悲喜无常，心烦焦虑，腹部怕凉喜温，时有咽痒，咳嗽白痰，口干发咸，头晕恶风，背部酸痛，二便尚调，舌稍红嫩，苔薄，舌底脉络迂曲，脉左弦滑而右弱。呈肺肾脾虚而夹痰瘀之势，刻近冬藏之令，以膏缓图，拟滋肾养肺，健脾化瘀，以冀脏腑阴阳各司其职，树来春健康之本。

1. 处方

边条红参90克（另煎冲）	丹参240克	黄精300克
生晒参90克（另煎冲）	三七90克	肉苁蓉240克
熟地黄300克	延胡索90克	女贞子90克
当归150克	灵芝90克	墨旱莲90克
茯苓150克	桂枝90克	淫羊藿90克
陈皮60克	川芎90克	干姜90克

清半夏90克	杜仲90克	防风90克
苍术90克	怀牛膝150克	天麻90克
白术90克	生山茱萸150克	酸枣仁240克
钩藤90克	牡丹皮90克	牡蛎300克
决明子300克	赤芍90克	砂仁45克
生地黄150克	山药300克	檀香45克
黄柏90克	郁金90克	炒山楂300克
麦冬90克		

2．煎服法

上味浓煎去渣取汁，文火熬糊，入鹿角胶60克、龟版胶60克、甜蜜素5克，熔化收膏。

3．医案思路

本医案中，杨志敏教授考虑患者因身体及家事备受打击，悲伤过度。肺在志为悲，《素问·举痛论》曰："悲则气消。"悲伤过度必伤肺。而"肺藏气，气舍魄""并精而出入者谓之魄"，魄失所养，魄无所附，便出现失眠、噩梦等症状。同时杨志敏教授认为，患者出现咽痒咳嗽、心悸等，均是肺气升降出入不顺，精血亏虚，甚至影响心肾交通，肾不纳气的具体表现。

同时杨志敏教授尚注意到"口干发咸"一证，《王孟英医案》有记载："张与之令堂久患痰嗽碍卧，素不投补药。孟英偶持其脉曰：'非补不可！'予大剂熟地黄药，一饮而睡。与之曰：'吾母有十七载不能服熟地矣，君何所见而重用颇投。'孟英曰：'脉细痰咸，阴虚水泛，非此不为功。以前服之增病者，想必杂以参术之助气。昔人云勿执一药以论方，故处方者，贵于用药能恰当病情而取舍得宜也。’”因此，“口干发咸”及“咳白痰”考虑为阴虚水泛，痰湿内阻，气机升降出入受阻，卫气营血运行失常，受此影响而出现不寐。

因此，本次膏方以金水六君煎为君方，方中以当归、地黄滋阴血，陈皮、清半夏化痰湿，专精肺肾阴虚、精血不足，又兼肾阳不足、阳虚水泛为痰，总属本虚标实，施用本方较为适宜。以六味地黄汤为臣方，旨在滋阴血，化痰湿，治疗肺肾阴虚，血气不足，痰湿内阻。但在应用金水六君煎及六味地黄汤的同时，需要注意观察患者脾胃功能的运化情况，适当佐以山药等运转脾胃之药物；同时因患者此前曾有心脑血管疾病，现仍头晕恶风，舌底脉络迂曲，因此佐以天麻钩藤饮祛风，以丹参、三七等药物活血化瘀，以通为补，血行风自灭。

第四节 寒饮伏肺证失眠临证验案解析

寒饮伏肺证失眠医案

Y女士，女，61岁，丙戌年冬前订膏。

患者有哮喘、失眠病史，头胀头痛，腰背酸痛，恶寒喜温，汗多易感。经中药扶阳益气、温经通络、化痰平喘后，汗出缓解，仍存咳喘气短，背部酸痛，夜寐欠酣，舌淡胖，苔水滑，脉细滑稍浮。肾主纳气，脾主运化，时值冬令，制膏常服，拟温阳祛寒，健脾益气，固肾纳气。

1．处方

吉林人参60克（另煎冲）	川芎90克	白芥子90克
熟附子150克	姜半夏90克	地龙干90克
干姜150克	五味子90克	白术90克
炙甘草90克	桂枝60克	苍术90克
姜制春砂仁60克	白芍90克	紫苏子90克
淫羊藿150克	大枣90克	玉竹150克
补骨脂150克	细辛45克	沉香45克
菟丝子150克	麻黄60克	浙贝母90克
仙茅90克	丹参200克	蜜紫菀150克
熟地黄300克	枸杞子90克	十大功劳叶90克
生山茱萸90克	沙参150克	款冬花90克
山药150克	黄芪300克	桃仁90克
肉桂45克	钟乳石150克	紫河车45克
麦冬150克	葶苈子90克	土鳖虫60克
茯苓300克		

2．煎服法

上味浓煎去渣取汁，文火熬糊，入鹿角胶90克、龟版胶60克、白冰糖400克，熔化收膏，每天早晨以沸水冲服一匙。

3．医案思路

杨志敏教授认为，患者哮喘多年，严重时彻夜咳喘，难以入眠。久病损耗，肾气不固，进一步影响了气机的升降出入。杨志敏教授认为形成哮喘的根本原因乃“水液”代谢失常，肺通调水道、脾运化精微、肾蒸腾气化的功能异常，以致全身的津液输布失常，水饮凝聚。而患者失眠的原因，亦与肺、脾、肾功能失调、阴阳气血运化不畅有关。既往患者头胀头痛、身体疼痛、恶寒喜温等皆因水饮或寒邪停聚体表而形成，而汗多易感则提示患者卫气不足。在经过中药调治后，目前汗出已较前有所改善，仍有残存咳嗽气短，背部酸痛等症，考虑为仍有水饮停滞卫表所致。时值冬令，考虑以温阳祛寒、健脾益气、固肾纳气之膏方，为来春建立健康之基。

杨志敏教授考虑元气为生命之源，脾胃之土立中守位，为后天之本，当着重把控。因此以四逆汤、砂半理中汤等温肾健脾方药为君方；同时膏方调治必须固本清源，以平为期，其着眼点在于“通”字。患者的病机为脾肾阳虚，外寒里饮之虚实相兼证，故臣以小青龙汤温化里饮，佐以填精益髓、养血通络之药，寓通于补。

杨志敏教授在应用小青龙汤时，亦会注意到患者是否存在汗出较多之症。此案患者既往汗出易感乃本底虚，卫气不足所致，在经过门诊汤药应用扶养益气、温经通络调治后，汗出减少，卫气正逐渐恢复。当前患者并未显示出烦躁、口干等热象，反而有身体疼痛、咳嗽短气等水饮停滞之象。因而本案在应用四逆汤、理中汤等温肾健脾的基础上，加用小青龙汤以求水饮邪有出路。但仍需重点关注患者的津液留存情况，慎防耗伤津液，适得其反。

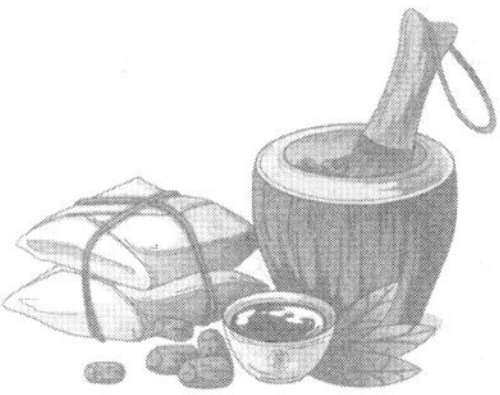

杨志敏教授膏方调治失眠临证辑要

第九章

使用膏方治疗失眠的研究——思路及研究结果

随着睡眠医学的发展，睡眠医学文献研究也日益增加。搜索中国生物医学文献数据库（CBM）、中国知网（CNKI）、维普网（VIP）、万方数据知识服务平台、The Cochrane Library、PubMed、Web of Science、Embase数据库，有关失眠的文献高达7.5万余篇。睡眠医学目前已经在失眠病因、发病机制、治疗模式等方面取得了重要成果，但有关中医睡眠医学的研究仍较少，循证依据不足，高质量文章缺乏，未能进入主流医学指南，影响了中医药事业的发展。但这不是一两代中医可以完成的事情，必须依靠多代中医持续努力与推进。促进中医睡眠医学的发展，必须依托科学的研究方法，本团队将围绕失眠主攻病种的研究思路总结如下，望有助于中医同行发展中医事业。

一、立足中医传统理论和原创思维，传承发展核心病机

失眠证属中医学“不寐”的范畴，失眠的中医药治疗历史悠久。中医对失眠病机的认识多从“邪火亢盛，阴亏血少，神失所用”立论，认为其病理变化总属阳盛阴衰，阴阳失交，治疗常以滋阴清热、宁心安神为主。根据文献研究结果，目前对慢性失眠的辨证论治多从肝郁气滞、心肝火旺、心肾不交、痰火扰心、脾胃不和等方面着手。杨志敏教授根据自身经验，综合《黄帝内经》《伤寒论》中的睡眠理论，融合颜老“衡法”、邓老“五脏相关”理论，根据本课题组的临床观察和前期研究，认为慢性失眠患者由于病程日久，久病必虚，会出现心肾两虚、气血失和的虚损表现，其病机从“阳盛

阴衰，阴阳失交”转变为“阳虚虚阳浮越”。因此，慢性失眠应以“温阳潜降”为主。

二、基于目前的西医困境和中医优势，寻找中医切入点

西方针对失眠障碍的治疗主要有认知行为疗法（CBT）和药物治疗。CBT效果肯定，但因需配备有资质的治疗师和在专门机构执行，一些单位尤其是基层单位难以迅速开展，加上中国国情，部分患者对于CBT的接受度有限。虽然镇静催眠药物即时效果良好，但是长期使用带来的药物依赖性、耐受性、戒断反应，患者认知功能下降及对患者睡眠结构的影响成为学术界备受关注的问题。

目前，中西医治疗失眠的关注点都在于“安神”，未能从根本上打破患者“夜间失眠—白天嗜睡”的恶性循环。本团队在长期的临床经验中发现，失眠患者白天的功能状态是必须去关注的。白天功能状态的好坏与意外事故、工作效率等生存质量、经济损失相关，故提出白天整体状态紊乱才是慢性失眠患者的症结所在，治疗的关键在于恢复“昼精夜瞑”的节律，这才是中医的切入点。

三、以临床疗效为核心，依托科学方法，取得临床疗效的证据

瞄准切入点后，根据核心病机形成有疗效的治疗方案。

方案形成后，还需依据现代医学研究方法，证明其临床有效性。根据证据等级的不同，可以分为单臂试验、非随机对照试验、随机对照试验（RCT）。根据研究目的不同，可选择安慰剂、阳性药物组或叠加治疗作为对照组。

杨志敏教授根据《黄帝内经》中的人体营卫之气昼夜节律，气机升降理论和五脏相互资生关系，结合20年的失眠诊治经验，形成了舒心安神膏，并已在我院临床应用十余年。40例汤剂剂型和膏方剂型治疗前后的比较研究显示，运用处方干预后第1个月总有效率分别为37.5%和32.5%，干预后第2个月总有效率分别为70%和42.5%，停药后随访第1个月总有效率仍为70%和63.5%。116例舒心安神膏与116例认知行为治疗的非随机对照研究结果显示，两组主观入睡时间在第3个月末随访期均较前减少，提示两者均具有较好的远期疗效。国家“十二五”行业专项显示，采用舒心安神膏加沐足加穴位敷贴对200余例轻度失眠患者进行干预，发现该方案可明显改善患者的匹兹堡睡眠质量指数（PSQI），焦虑、抑郁状态及生活质量。

本团队在使用舒心安神膏的基础上，经过多轮专家论证、文献研究、门诊回顾性研究、类回顾性研究、前瞻性研究等，提炼核心处方，形成舒和颗粒。门诊不同医生对62例患者使用舒和颗粒的真实情况研究也显示，治疗1～2周后患者的PSQI和失眠严重程度指数（ISI）明显下降（$P<0.05$），在PSQI的各个因子评分中，睡眠潜伏期、睡眠效率、催眠药物、白天功能因子评分在治疗前后差异具有统计学意义。

四、多学科合作，依托方法学团队，保证方法的科学性

设计临床研究时，往往需要解决两个问题，一是选择合适的结局指标，二是对照组的选择。

1．结局指标

检索2010—2019年文献共78篇。主要结局指标为ISI、PSQI、多导睡眠监测（PSG）、睡眠日志、体动仪及其他，占比分别为38.04%、19.57%、17.39%、19.57%、3.26%、2.17%（图9-1）。

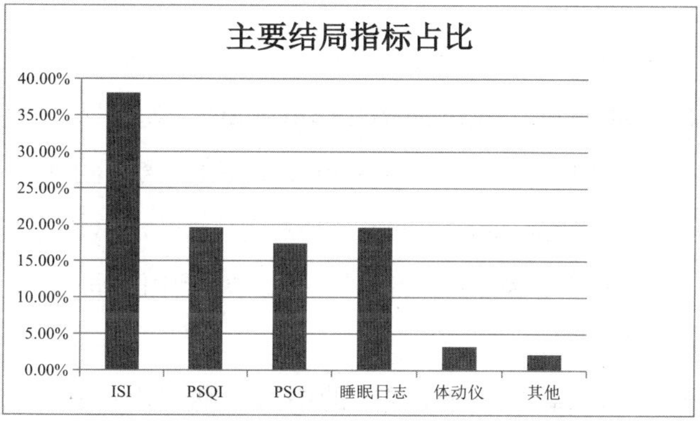

图9-1 目前相关研究的主要结局指标比较

2．对照组的选择

在Pubmed搜索到2015—2019年失眠相关RCT文献23篇。检索条件如下：①以“insomnia and RCT”为主题词；②以“MeSH检索”为检索方式；③IF＞2分；④检索时间为2015—2019年。23篇文章中，对照组共分为4种情况，分别为：①安慰剂组；②CBT组；③常规西药组；④其他疗法组。对照组为

安慰剂的文献共13篇，占比56.6%。对照组为CBT的文献共6篇，占比26%。对照组为常规西药组的文献共2篇。其他疗法组（自我监控和注意力控制）的文献共2篇。

五、体现中医诊断方法，完善中医睡眠评价体系

目前评估方法多是采用常用量表评估，包括睡眠日记、匹兹堡睡眠质量指数量表（pittsburgh sleep quality index，PSQI）、失眠严重程度指数量表（insomnia severity index，ISI）、阿森斯失眠量表（athens insomnia scale，AIS）、爱泼沃斯嗜睡量表（epworth sleepiness scale，ESS）、状态-特质焦虑问卷（state-trait anxiety inventory，STAI）、疲劳严重程度量表（fatigue severity scale，FSS）、汉密尔顿抑郁量表（hamilton depression scale，HAMD）、汉密尔顿焦虑量表（hamilton anxiety scale，HAMA）等。关于中医睡眠评估体系的研究还很匮乏。

本团队围绕“昼精夜瞑”的中医睡眠理论，完善了对白天功能的评估。采用的白天警觉性测试完成了失眠障碍组和健康对照组各30例的比较，组间差异明显。现已在青年失眠人群中使用。

本团队创立了中医传统思维结合现代技术的客观化辨识技术，有效解决了失眠中医辨识与分类难题。①生物电磁波：已完成灵敏度、特异性、稳定性和疾病定位等测试。②构建失眠模型：对标金标准PSG，符合率达95%以上。构建慢性

失眠虚实证候类型人群的生物电磁波共振检测仪诊断模型，为失眠的中医辨证提供客观化的辅助参考。五脏健康状态问卷信效度调查结果显示：Alpha信度为0.783，分半信度为0.777，KMO=0.76，球形检验＝1554.78，$P<0.05$，共提取9个维度，累积贡献59.15%。③AI智能舌诊健康和态辨识技术：完成了自然光照条件下舌色、苔色的颜色属性识别，自然光照条件下舌象特征综合判定，基于多尺度卷积神经网络的舌象局部定量分析方法，并对比了失眠组和健康组的舌象，发现两者舌象三原色值有差异，并体现在舌尖和右侧舌边上；失眠组不同舌象间三原色值也存在差异。

六、融合基础研究，证实疗效机制

仅完成疗效评价还不够。为了更好地推广处方，完成成果转化，必须说明该药起作用的机制，也就是要完善基础研究，达到“说得清，道得明”。

本团队在临床研究舒心安神膏的基础上，为了进一步阐明其物质基础，继续进行了一系列研究。

1．药效学研究

观察舒心安神膏灌胃对大鼠自主活动及联合戊巴比妥钠腹腔注射对小鼠睡眠、肌肉协调运动能力的影响。

将50只健康的SPF级SD大鼠随机分为A、B、C、D、E组，每组10只。A、B、C组分别予0.28、0.84、1.40克／毫升的舒心安神膏2毫升／100克灌胃，每日1次，连续5日。D组于给药第5天予2毫克／千克地西泮灌胃。E组为空白对照组，予1毫升／100克纯净水灌胃。末次给药60分钟后取各组大鼠置于自发活动箱内，记录5分钟内它们的直立次数、整毛次数、中央穿格数、总穿格次数。

取健康NIH小鼠50只，分为低、中、高剂量组，地西泮组，空白组，每组10只。低、中、高剂量组分别予0.205、0.615、1.025克／毫升的舒心安神膏2毫升／100克灌胃，每日1次，连续5日。地西泮组和空白组分别于给药第5天予4毫升／千克地西泮、1毫升／100克纯净水灌胃。各组分别于末次给药60分钟时腹腔注射戊巴比妥钠45毫克／千克（阈上剂量）、40毫克／千克（阈下剂量）。观察并计算各组入睡潜伏期和睡眠时间。

取健康NIH小鼠50只随机分为5组，1、2、3组分别予0.205、0.615、1.025克／毫升的舒心安神膏2毫升／100克灌胃，每日1次，连续5日。4、5组分别于给药第5日予4毫克／千克地西泮、2毫升／100克纯净水灌胃。均于末次给药60分钟后将各组小鼠置于小鼠转棒仪观察5分钟，记录各组小鼠跌落潜伏期和5分钟内总跌落次数。结果发现舒心安神膏可抑制大鼠的自发活动，延长戊巴比妥钠诱导的小鼠睡眠时间，能增加阈下剂量地西泮诱导的小鼠入睡率，延长睡眠时间。

2．药理学研究

舒心安神膏可降低大鼠脑干、大脑皮质中5-HT、5-羟基吲哚酸（5-HIAA）、去甲肾上腺素（NE）的含量。而斑马鱼是研究睡眠觉醒生物钟机制的重要模型。生物钟不仅能影响动物的发育和新陈代谢，还能调控运动活性和行为表现的昼夜节律，对睡眠、发育等起着必不可少的作用；并且斑马鱼行为学是在体实验，与人体内环境更为接近，且斑马鱼与人类基因高度相似，在遗传、生理和药理反应方面与人类并无较大区别。特别是由于其可体外培养、繁殖周期快、易于饲养及可进行高通量药物筛选试验，越来越受到研究者的欢迎，因此，本研究以舒心安神膏及其组成复方、单味中药进行斑马鱼幼鱼给药，利用视频跟踪系统检测仪进行斑马鱼行为学研究，发现舒心安神膏能增加斑马鱼白天的运动活力，降低斑马鱼夜间的运动活性，并且不改变斑马鱼的昼夜活动节律；桂枝甘草龙骨牡蛎汤类方对斑马鱼的运动行为有抑制作用，不同配伍对斑马鱼行为节律影响不同，其作用通路亦不尽相同。

七、重视知识产权，提高科技成果转化效率

十九届五中全会审议通过的《中共中央关于制定国民经济和社会发展第十四个五年规划和二〇三五年远景目标的建议》指出，要加强知识产权保护，大幅提高科技成果转移转化成效；提高中医、方剂等相关人员知识产权保护的法律意识；促使确有疗效的方剂尽快获得知识产权，通过多渠道促进成果转化。

本团队在研制舒心安神膏的基础上，经过多轮专家论证、文献调研、门诊回顾性研究、方案优化，形成了舒和颗粒，并进行了新药开发前的新药开发文献查新、专利查新。在具备了专利申请和新药开发的条件后，申报了专利。

参考文献

[1] 秦伯未. 秦伯未膏方集[M]. 福州：福建科技出版社，2007.

[2] 朱生樑. 陈存仁学术经验集[M]. 北京：人民卫生出版社，2017.

[3] 杨志敏，管桦桦. 杨志敏岭南膏方菁华[M]. 北京：中国中医药出版社，2022.

[4] 杨志敏. 论《黄帝内经》"和态健康观"[J]. 中国中医基础医学杂志，2016，22（10）：1285-1287.

[5] 孙广仁. 古代哲学的气化学说与中医学的气化理论[J]. 浙江中医学院学报，2001，25（5）：1-4.

[6] 许家栋. 经方探源[M]. 北京：人民卫生出版社，2020.

[7] 陆广莘. 重建中医主体价值体系[J]. 山东中医药大学学报，1998，22（6）：3-6.

[8] 潘小霞，李树森. 基于长桑君脉法"动脉"与高血压病对应关系的回顾性分析[J]. 中华中医药杂志，2019，34（8）：3786-3788.

[9] 黄金良，宁兴连，王彩珠，等. 脂肪肝高脂血症与长桑君脉法之浊脉相关分析[J]. 山西医药杂志，2022，51（13）：1443-1446.

［10］李树森，施卿卿，刘惠颖. 长桑君脉法脉息术辨析及应用[J]. 中华中医药杂志，2021，36（10）：5724-5728.

［11］刘诗韵，樊少仪，徐福平，等. 杨志敏教授对岭南不同年龄人群膏方调养临证体会[J]. 中医药导报，2018，24（20）：126-128.

［12］何嘉慧，徐福平，管桦桦，等. 杨志敏岭南膏方临证经验[J]. 中国中医基础医学杂志，2017，23（4）：580-581，591.

［13］苟筱雯，邸莎，王青，等. 乌梅临床应用及其用量[J]. 吉林中医药，2019，39（9）：1158-1160，1164.

［14］刘赟. 肝阳虚为当归四逆汤证病机之本[J]. 中医学报，2016，31（10）：1503-1507.

［15］宿树兰，叶亮，尚尔鑫，等. 基于层次聚类分析与数据图形化技术探讨少腹逐瘀汤与温经汤的组方配伍特点[J]. 中华中医药杂志，2011，26（10）：2228-2233.

［16］倪敬年，时晶，魏明清. 田金洲教授异病同治常见脑病的经验[J]. 环球中医药，2015，8（2）：206-208.

［17］张子才. 温氏奔豚汤加减治疗阳虚型失眠症的临床研究[D]. 广州：广州中医药大学，2011.

［18］黄春华，周雯，杨小波，等. 温阳法治疗阳虚型失眠症疗效观察及生存质量研究[J]. 新中医，2013，45（9）：29-31.

［19］杨荣波. 柏子养心汤加减治疗中老年围绝经期失眠症的临床研究[J]. 云南中医中药杂志，2017，38（9）：29-31.

[20] 田代华. 黄帝内经素问[M]. 北京：人民卫生出版社，2005.

[21] 何梦瑶. 医碥[M]. 北京：中国中医药出版社，2019.

[22] 李璆，郭瑞华. 岭南卫生方[M]. 上海：上海科学技术出版社，2003.

[23] 邹多武，张玲. 脑肠互动异常在中医的脾虚证与西医的功能性胃肠病中的作用[J]. 中华消化杂志，2018，38（8）：513-515.

[24] HANSEN M B. The enteric nervous system Ⅱ：gastrointestinal functions[J]. Pharmacol Toxicol，2003，92（6）：249-257.

[25] CRYAN J F, O'MAHONY S M. The microbiome-gut-brain axis: from bowel to behavior[J]. Neurogastroenterology and motility, 2011, 23（3）: 187-192.

[26] LUNA R A, FOSTER J A. Gut brain axis: diet microbiota interactions and implications for modulation of anxiety and depression[J]. Current Opinion in Biotechnology, 2015, 32: 35-41.

[27] BATES M. Gut feeling：researchers are discovering a link between depression and gut bacteria[J]. IEEE Pulse, 2017, 8（6）: 15-18.

[28] 陈志斌，兰岚. 鼾症中医诊疗专家共识意见[J]. 中国中医药信息杂志，2019，26（1）：1-5.

[29] KRAKOW B, ULIBARRI V A, Romero E A, et al. A two-year prospective study on the frequency and co-occurrence of insomnia and sleep-disordered breathing symptoms in a primary care population[J]. Sleep Medicine, 2013, 14 (9) : 814-823.

[30] 陈贵海，葛义俊. 同时发生失眠和OSAHS患者的临床管理[J]. 临床耳鼻咽喉头颈外科杂志，2016，30 (6) ：446-448.

[31] BENETó A, GOMEZ-SIURANA E, RUBIO-SANCHEZ P. Comorbidity between sleep apnea and insomnia[J]. Sleep Medicine Reviews, 2008, 13 (4) : 287-293.

[32] 黄春华. 名中医诊疗经验研究：阳虚型失眠症中医诊疗方案的初步构建与优化[D]. 广州：广州中医药大学，2011.

[33] 徐福平. 舒心安神膏治疗阳虚失眠的疗效观察及机制研究[D]. 广州：广州中医药大学，2014.

[34] 原嘉民，戴洪，黄鹂，等. 基于中医脏腑功能辨识的五脏健康状态问卷信效度检验[J]. 天津中医药，2014，31 (9) ：518-521.

[35] 徐福平，梁皓越，林立宇，等. 舒心安神膏灌胃对大鼠自主活动的影响及联合戊巴比妥钠腹腔注射对小鼠睡眠和肌肉协调力的影响[J]. 山东医药，2016，56 (27) ：12-15.

[36] 徐福平，黄鹂，原嘉民，等. 舒心安神膏对睡眠剥夺大鼠脑组织中单胺类神经递质含量的影响[J]. 广东医学，2015，36 (6) ：828-831.

[37] 徐福平，蔡庆豪，裴中，等. 舒心安神膏对斑马鱼运动行为的影响[J]. 中华中医药杂志，2015，30（12）：4485-4488.